オンナたちの甲状腺

イラストでよくわかる症状と治療法

山内泰介 著

内藤しなこ イラスト

JN033335

現代書林

人生の節目で異なる
「甲状腺ホルモンの役割」

女性は生涯を通じて、
ホルモンの大きな影響を受けています。
「オンナ」らしさもまた、
ホルモンの大きな影響を受けて表れます。

女性ホルモンは、
思春期に増え、更年期に減少します。
一生のうちで、
その量には大きな変化があるのです。

けれども、甲状腺ホルモンは、
量の変化は少ない代わりに、
人生の節目節目（胎生期、思春期、
性成熟期、老年期）で働きを異にします。

この本では、イツキという健康な女性が、
甲状腺ホルモンを感じながら、
オンナの人生に起こる出来事を経験します。
イツキの友人・知人も登場します。
彼女たちは、甲状腺の
いろいろな病気にかかっています。
イツキをはじめとする女性たちの物語から、
「オンナたちの甲状腺」の大切さを
知っていただけることでしょう。

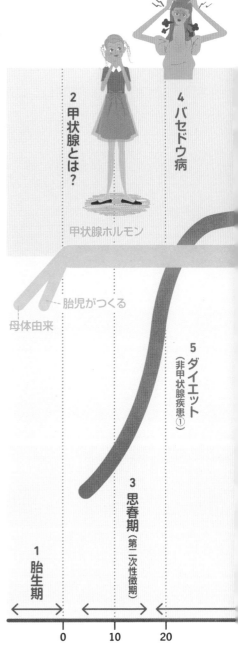

2 甲状腺とは？

4 バセドウ病

甲状腺ホルモン

胎児がつくる

母体由来

5 ダイエット（非甲状腺疾患①）

3 思春期（第二次性徴期）

1 胎生期

0　10　20

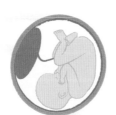

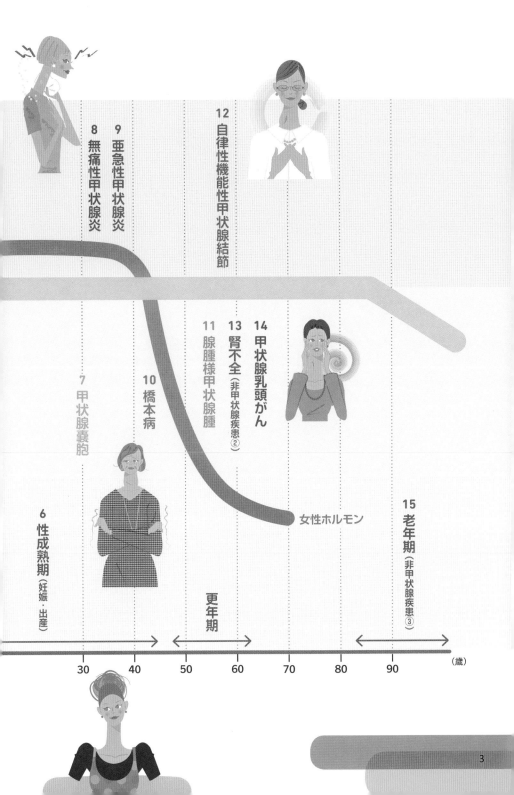

8 無痛性甲状腺炎

9 亜急性甲状腺炎

12 自律性機能性甲状腺結節

11 腺腫様甲状腺腫

13 腎不全（非甲状腺疾患②）

14 甲状腺乳頭がん

7 甲状腺嚢胞

10 橋本病

女性ホルモン

15 老年期（非甲状腺疾患③）

6 性成熟期（妊娠・出産）

更年期

30　40　50　60　70　80　90　（歳）

3

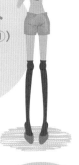
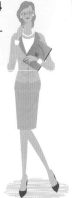
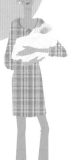

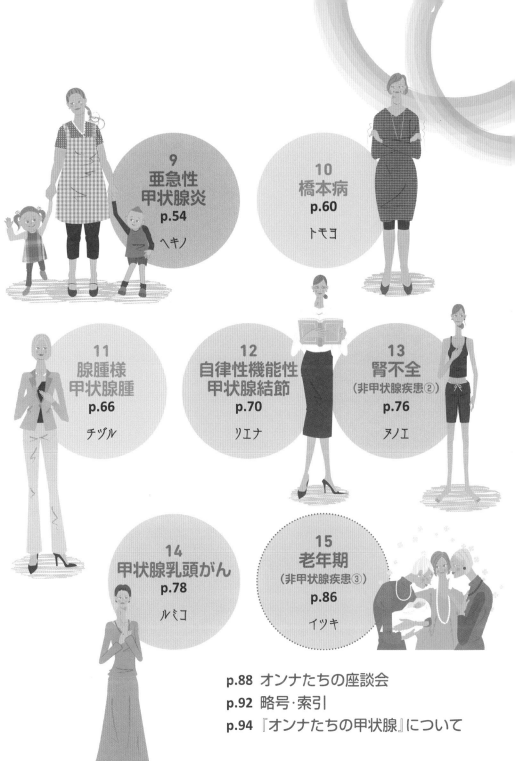

胎生期

「甲状腺ホルモン」は首のところにある甲状腺から分泌される、
大事なホルモン。実は、生まれる前から働いています。

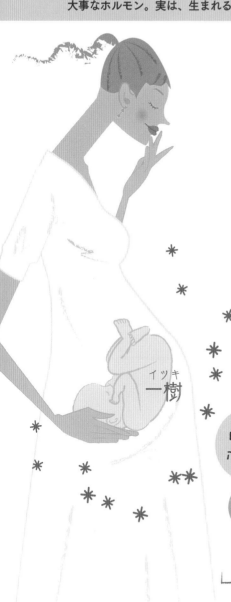

イツキ
一樹

私はイツキ。
正確にはこれから生まれて
イツキになるはずで、
まだ母のお腹の中にいます

私がお腹の中にいる間、
母は胎盤を介して、栄養や酸素、
そして「甲状腺ホルモン」を
与えてくれます

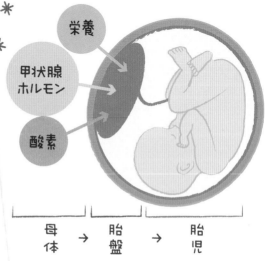

栄養

甲状腺
ホルモン

酸素

母　　　胎　　　胎
体　→　盤　→　児

Dr.甲之介

妊娠5〜12週の間は、からだの各部分が形成される「器官形成期」。
成長するうえで、非常に重要な時期です。
この期間にも、甲状腺ホルモンは大切な役割を担っているので、
お母さんの甲状腺ホルモンが、胎盤を通じて胎児に移行します。

もしも、
お母さんから供給される甲状腺ホルモンが不足すると、
脳や骨の成長が妨げられて、流産の原因にもなります。

そのため、妊娠初期には、
お母さんは甲状腺ホルモンをわずかながら
少し多めにつくっています。
これを妊娠性一過性甲状腺機能亢進症といいます。
→p41

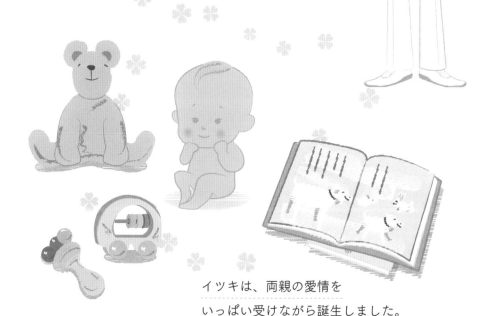

イツキは、両親の愛情を
いっぱい受けながら誕生しました。

2 甲状腺とは?

誰でも持っている「甲状腺」という臓器は、とても小さいのに、
とても大きな力を発揮します。

甲状腺って蝶々に似ています。
羽を広げた形は、とてもきれいです

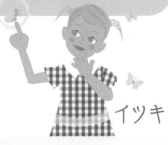

イツキ

Dr.甲之介

蝶々の羽に相当する部分が
甲状腺の右葉・左葉
胴体が峡部です。

6割の人の峡部に、
胎生期の遺残物である「錐体葉」が
ついています。

蝶々の片方の羽に相当する「片葉」は、
①縦4〜6cm・②横1.5〜2cm・③厚さ1〜1.5cm。
甲状腺の総体積は10〜15mLです。

でも、よく見ると、形は一定ではなく、
大きさも、体格によって異なります。
女性の甲状腺は、男性よりも上にあります。

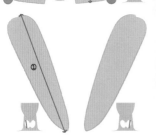

②1.5〜2cm　錐体葉　③1〜1.5cm
右葉　　　　　　　　左葉
①4〜6cm　峡部
総体積
10〜15mL

下から見たところ

③
気管　②

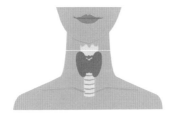

女性の甲状腺

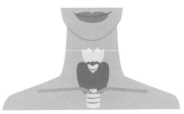

男性の甲状腺

甲状腺を拡大すると、濾胞（ろほう）という構造物の集合体であることがわかります。
濾胞は中が空洞になったボールのような形で、
その壁は一層の濾胞細胞でできています。

(濾胞細胞)

1. 甲状腺ホルモンの材料となる「ヨード」は、毛細血管から濾胞細胞に
取り込まれます。

2. さらに空洞である「濾胞腔」に到達します。

3. ヨードは「甲状腺ペルオキシダーゼ（TPO）」という酵素の力を借り
て「サイログロブリン（Tg）」（甲状腺ホルモンの前駆物質）と結合し、
ヨードを3または4個持つ「甲状腺ホルモン」になります。

4. サイログロブリンから切り離された甲状腺ホルモンは、必要に応じて
濾胞細胞から血液中に放出され、全身に行き渡ります。

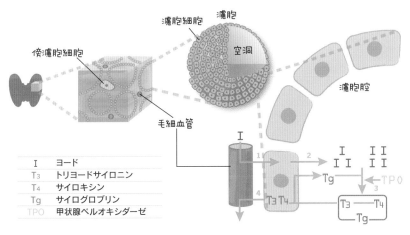

I	ヨード
T3	トリヨードサイロニン
T4	サイロキシン
Tg	サイログロブリン
TPO	甲状腺ペルオキシダーゼ

甲状腺ホルモンは2種類

ヨードが3個ある**トリヨードサイロニン**（T3）　　　ヨードが4個ある**サイロキシン**（T4）

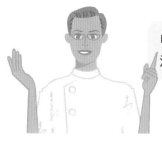

甲状腺ホルモンは
活力の源です。

(甲状腺ホルモンは……)

細胞の新陳代謝を活性化する
古くなった細胞が、新しい細胞に
入れ替わります。

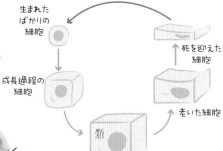

生まれた
ばかりの
細胞

死を迎えた
細胞

成長過程の
細胞

老いた細胞

成熟した細胞

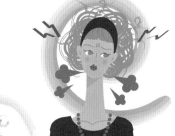

交感神経を優位にする
自律神経には交感神経と副交感
神経があり、お互いにバランス
をとっています。交感神経が優
位になると、からだは興奮した
状態になり、副交感神経が優位
になると、ウトウトするような
状態になります。

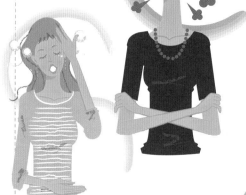

胎児、小児の成長を促進する
大人になってからではなく、この
時期だから得られる作用です。

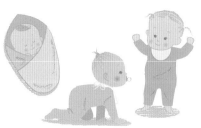

私たちには、環境が変化しても、
本来備わっているからだの働きや状態を
一定に保とうとする「機構」があります。
これをホメオスタシス（生体恒常性維持機構）と呼びます。

(ホメオスタシスの中心的な役割)

体温調整
寒冷にさらされると、甲状腺ホルモンが熱を生み出し、体温を上げようとしてくれます。

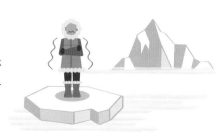

「恐怖ストレス」による防衛
外敵に襲われて恐怖ストレスを受けると、甲状腺ホルモンが増えて、眠らずに逃げ出す準備をしてくれます。

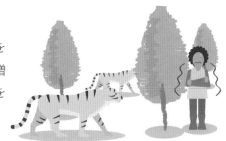

「飢餓状態」での生命維持
栄養不足になると甲状腺ホルモンが減少し、エネルギー消費を節約してくれます。

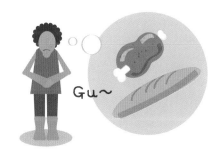

Gu〜

ホメオスタシスが保たれているのは、
甲状腺が正常に働いている証拠

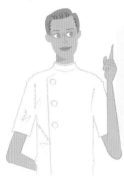

甲状腺ホルモンがなくなるとヒトは生きていけないため、
濾胞内に1～2カ月分のホルモンを貯蔵しています。
さらに、血液中に放出された
甲状腺ホルモンの量が一定になるように、
何重ものセーフティ・ネットが敷かれています。

セーフティ・ネット 1

T_4からT_3への変換

　サイロキシン（T_4）は寿命が長く、トリヨードサイロニン（T_3）は作用が
強いという性質があります。

　血液中には長期間効力が持続するT_4が多く存在します。そして心臓や肝臓
などの末梢臓器で**T_4は作用の強いT_3に変換されて力を発揮**します。T_4は、第
一線で働くT_3の後ろ盾になっているのです。

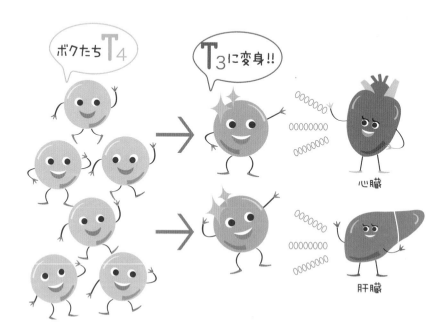

セーフティ・ネット②

タンパク質結合ホルモン

　大部分の甲状腺ホルモンは、タンパク質と結合している「タンパク質結合甲状腺ホルモン」で、休眠している状態にあります。**働いているのはタンパク質と結合していない「遊離甲状腺ホルモン（FT3、FT4）」**で、それは総甲状腺ホルモンの1％以下しかありません。

　甲状腺ホルモンの必要量が増えると、休んでいた「タンパク質結合甲状腺ホルモン」の結合がはずれて、「遊離甲状腺ホルモン（FT3、FT4）」になって作用を発揮します。

　血液検査で測定されるホルモンは、実際に働いている「遊離甲状腺ホルモン（FT3、FT4）」です。

　活性のある遊離ホルモンはわずかでも、多くの「タンパク質結合ホルモン」が備蓄されているので、必要量が増えても対応できるのです。

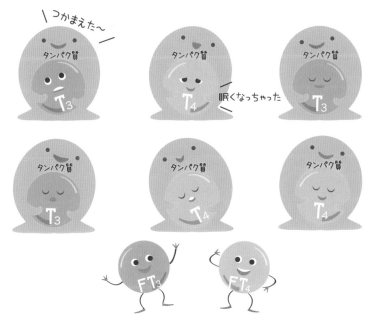

総甲状腺ホルモン ＝ タンパク質結合甲状腺ホルモン ＋ 遊離甲状腺ホルモン

視床下部 ─ 下垂体 ─ 甲状腺軸
ネガティブフィードバック機構

　甲状腺ホルモンの量が減ると、視床下部から分泌される「甲状腺刺激ホルモン放出ホルモン（TRH）」が増加して、下垂体での「甲状腺刺激ホルモン（TSH）」の分泌量を増やします。それと同時に、下垂体は甲状腺ホルモン量の減少を直接感知して、TSHを分泌します。二つの機序で増えたTSHが甲状腺に働いて、減少していた甲状腺ホルモン量を回復させます。

　反対に、甲状腺ホルモンの量が過剰になると、TRH、TSHが減少して、甲状腺ホルモンの分泌を抑えます。

　甲状腺ホルモンが少なくなっても多くなっても、もとに戻るような仕組みになっているのです。

三つのセーフティ・ネット

❶ 力持ちでも短命のT_3と、か弱いけれど長生きのT_4が支え合う仕組み
❷ 遊軍のように、出番になると活躍する「タンパク質結合ホルモン」
❸ 脳が司令塔となって働く調節機構

私たちのからだには、
これらのセーフティ・ネットが備わっています。

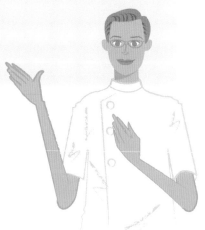

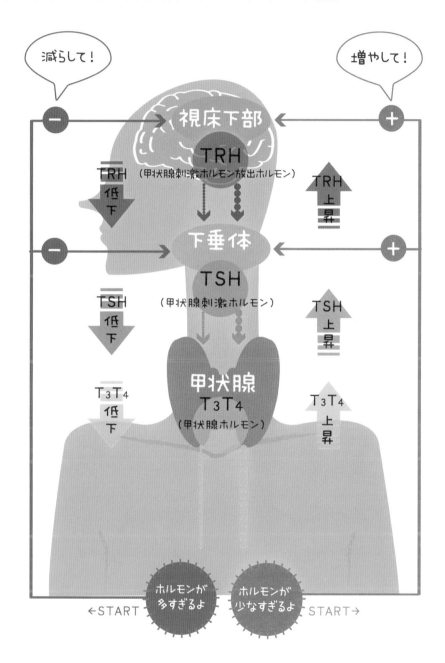

甲状腺ホルモンが多すぎたり
少なすぎたりすると……

甲状腺ホルモンが
多い
（ホルモン値が高い）

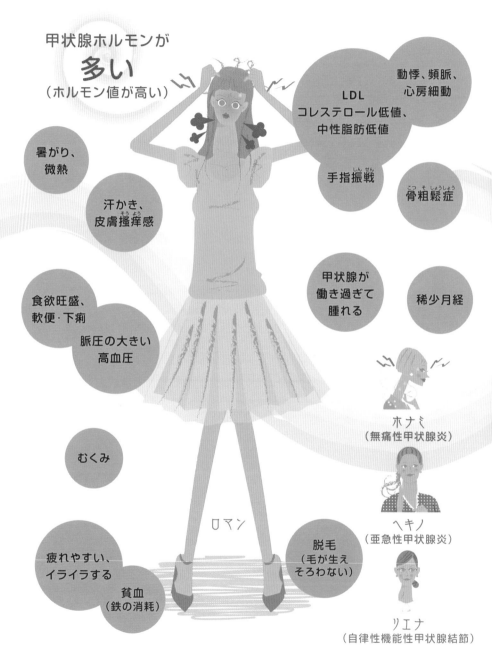

LDL
コレステロール低値、
中性脂肪低値

動悸、頻脈、
心房細動

暑がり、
微熱

手指振戦

骨粗鬆症

汗かき、
皮膚搔痒感

食欲旺盛、
軟便・下痢

甲状腺が
働き過ぎて
腫れる

稀少月経

脈圧の大きい
高血圧

むくみ

ロマン

ホナミ
（無痛性甲状腺炎）

ヘキノ
（亜急性甲状腺炎）

脱毛
（毛が生え
そろわない）

疲れやすい、
イライラする

貧血
（鉄の消耗）

リエナ
（自律性機能性甲状腺結節）

甲状腺ホルモンが
少ない
（ホルモン値が低い）

認知症

徐脈

LDL
コレステロール高値、
中性脂肪高値

冷え症、
低体温

皮膚の乾燥

動作緩慢

食欲減退、
便秘

過多月経

骨粗鬆症

ニイナ
（甲状腺嚢胞）

低血圧、
長い目でみると
高血圧

むくみ

脱毛
（毛が薄くなる）

チヅル
（腺腫様甲状腺腫）

トモヨ

疲れやすい、
気力がない、
気分が落ち込む、
うつ状態

甲状腺が
腫れて
働かなくなる

ルミヨ
（甲状腺乳頭がん）

17

3 思春期（第二次性徴期）

からだが大人になるときにも、甲状腺ホルモンは大切な働きをしています。
カエルもヒトも、それは同じです。

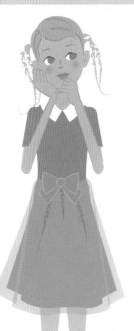

私はイツキ、小学5年生になりました。
学校では生物クラブに入っています

初潮については、母が教えてくれました。
その日に備えて必要な物をそろえ、
使い方やマナーを教えてくれました

女の子なら誰にでもあるもの、
大人になることなのよ

そして今日、その日が来ました。
少しとまどったけど、大人に近づいたのかな

イツキ

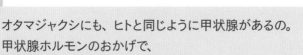

生物クラブの顧問の先生が教えてくれました

母

オタマジャクシにも、ヒトと同じように甲状腺があるの。
甲状腺ホルモンのおかげで、
オタマジャクシはカエルになれるのよ

  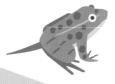

甲状腺ホルモンのおかげで……

顧問の先生

Dr.甲之介

ビスフェノールＡという化学物質によって土壌が汚染された地区で、
カエルがいなくなるという事件がありました。
ビスフェノールＡはホルモン攪乱物質なので、
甲状腺ホルモンが正常に働かず、
オタマジャクシがカエルになれなかったのです。

かつては食器や哺乳瓶、缶詰に使われていたこの有害物質は、
オタマジャクシが自らを犠牲にして
私たちに警鐘を鳴らしてくれたおかげで、
使用されなくなりました。

ヒトが第二次性徴期を迎えるときにも、
多くの甲状腺ホルモンが使われます。
使われる分を補うために
甲状腺ホルモンがたくさんつくられるので、
甲状腺が肥大することがあります。

これを思春期甲状腺腫と呼びますが、
使われる量に見合う量をつくっているので、
血液中のホルモンが過剰になることはなく、治療の必要もありません。

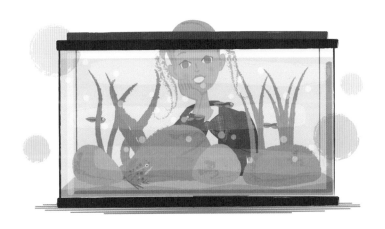

バセドウ病

珍しい病気ではないのに、意外に見逃されているバセドウ病。
さまざまな症状が出ます。

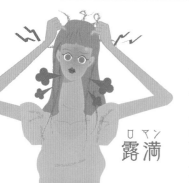

ロマン
露満

ロマンは23歳の会社員。週3回はフィットネスクラブに通い、グルメ店を探しては女子会を開いていました。ところが3カ月前から疲れやすくなり、仕事が終わるとまっすぐ帰宅するように……。運動していないのに、体重が2カ月間で6kgも減りました。最近は、エアコンの効いたオフィスでも汗をかくほど暑く感じ、動悸があり、書く文字が震えるようになりました。

ロマン、からだの具合でも悪いの？

なんだか熱っぽくて、イライラするの

駅前の内科クリニックで診てもらってきなさい

そうね

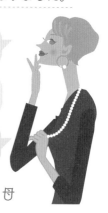

母

翌日、仕事帰りに家の近くのクリニックを受診し、これまでの症状を話しました。診察した内科の医師は、首の前が腫れていることに気づきました。

甲状腺に異常があるかもしれません。
採血するので、3日後に
血液検査の結果を聞きに来てください

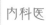

内科医

3日後、血液検査の結果が告げられました。

甲状腺ホルモン値が高くなっています。
診療情報提供書（紹介状）を書きますので
甲状腺専門クリニックで、よく診てもらってください

はい、わかりました

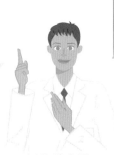

ロマンは、紹介状を持って、甲状
腺専門クリニックを訪れました。

疲れやすい、動悸がする、
体重が減った、汗をかきやすい、
手指が震えるなどの症状があり、
首が腫れ、
甲状腺ホルモン値が高いのですね

甲状腺専門医

甲状腺ホルモン値が高いときの症状例

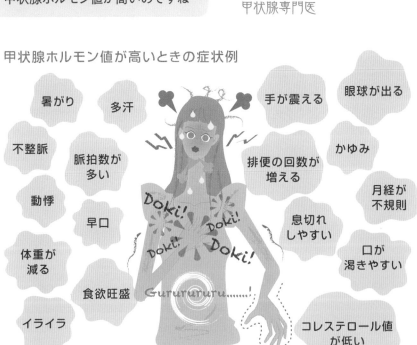

暑がり　多汗　手が震える　眼球が出る

不整脈　脈拍数が多い　かゆみ

動悸　排便の回数が増える

早口　月経が不規則

体重が減る　息切れしやすい

食欲旺盛　口が渇きやすい

イライラ　コレステロール値が低い

Doki!　Doki!　Doki!　Doki!

Gururururu……!

Dr.甲之介

バセドウ病によく見られる
三つの症状を、
バセドウ医師が診療していた
ドイツの地名にちなんで
メルゼブルクの3徴候と呼びます。

ただし、医療が進歩して
早期に診断されるようになったため、
必ずしも3徴候がそろって表れるとは限りません。

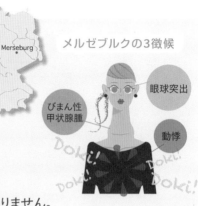

メルゼブルクの3徴候

眼球突出

びまん性
甲状腺腫

動悸

Merseburg

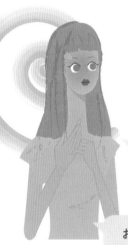

眼が痛んだりしませんか？
物が二重に見えることはありませんか？
下痢気味ではありませんか？
月経異常はありませんか？

ありません

体重が減少していますが、食欲はどうですか？

お腹が空いてよく食べます

甲状腺の超音波検査と、もう少し詳しい血液検査、
心電図検査をしましょう

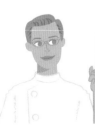

超音波検査では、
ヒトには聞こえない高周波数の超音波を発する装置を首にあて、
体内で反射して戻ってきた波を、画像に構築します。
痛みはなく、甲状腺の形・大きさ・内部構造がわかります。

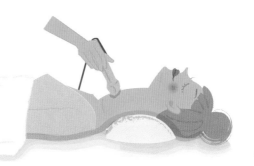

超音波検査

バセドウ病

右左の総頸動脈と気管の間に、甲状腺の右葉と左葉があり、
気管をまたいでいる部分が、両者をつないでいる峡部です。
→p8

甲状腺の体積は通常なら10〜15mLですが、
ロマンさんは35mLなので、大きくなっています。
内部は白黒まだらになっていて、正常とは言えません。
血管を見ると、上甲状腺動脈が太く、
甲状腺内部の血流が増加して、焔(ほのお)のように見えます。
これは「サイロイド インフェルノ」です

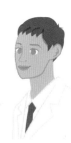

ロマンの超音波検査の画像

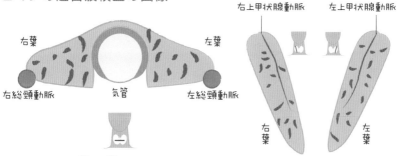

右葉、左葉両方に「サイロイド インフェルノ」が認められる

採血しましょう

1時間後には血液検査結果が出ていますので
それまでどこかで時間をつぶしてきてください

はい、そうします

検査結果の↓は少な
すぎ、↑は多すぎ、()
の中は基準値です。

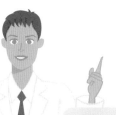

ロマンの血液検査結果			
甲状腺機能			
TSH	<0.003↓	(0.61〜4.23)	mIU/L
FT₃	27.6↑	(2.3〜4.0)	pg/mL
FT₄	7.2↑	(0.9〜1.7)	ng/dL
甲状腺自己抗体			
TRAb	11.0↑	(〜2.0)	IU/L

甲状腺ホルモン値（FT₃、FT₄）が高く、
それを調整する「甲状腺刺激ホルモン（TSH）値」が
測定できないほど低下しています。
また、甲状腺自己抗体の一つで、バセドウ病の原因と
される「抗TSH受容体抗体（TRAb）」が陽性です
→p30

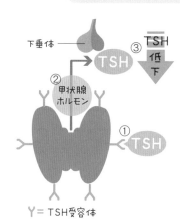

下垂体

③ TSH 低下

② 甲状腺ホルモン

① TSH

Y＝TSH受容体

正常

①下垂体から分泌されたTSHが、甲状腺細胞
　にある「TSH受容体」と結合する
②甲状腺ホルモンがつくられる
③つくられた甲状腺ホルモンは、「視床下部
　―下垂体―甲状腺軸ネガティブフィード
　バック機構」(p.14) によってTSHを下げ、
　甲状腺ホルモンを一定量に保つ

バセドウ病は
甲状腺にある自分の「TSH受容体」
（甲状腺でTSHの命令を受ける部分）を
「非自己と認識してしまう」病気です。
TSH受容体に対する抗体が**抗TSH受容体抗体（TRAb）**です。
これにより、脳からの刺激がないのに、甲状腺はホルモンをつくり続けます。

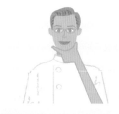

バセドウ病

④抗TSH受容体抗体（TRAb）が出現する

⑤甲状腺を刺激する

⑥甲状腺ホルモンを過剰に分泌する

⑦甲状腺ホルモンが増えると、「視床下部
　―下垂体―甲状腺軸ネガティブフィー
　ドバック機構」が働いて甲状腺ホルモン
　値を下げるため、TSHが低下する

⑧だがTRAbは、本来は体内にないものな
　ので、TSHと同じようには低下せず、
　甲状腺を常に刺激して、甲状腺ホルモン
　を過剰につくり続ける

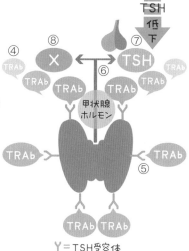

1分間の心拍数が110回ですね。
正常値はおよそ60〜80回なので「頻脈」です。
ただし、一定の間隔で規則正しく働いているので、
バセドウ病に合併しやすい心房細動は認められませんでした

バセドウ病の合併症の一つに
心房細動という不整脈があります。
長期間、心房細動が続くと、血液の流れがよどみ、
左心房内に血の塊（血栓）ができることがあります。
血栓が剥がれて血液とともに脳に流れていくと、
脳塞栓症を起こします。

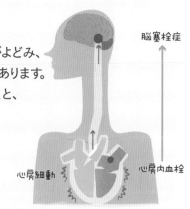

甲状腺ホルモンが多くなると、
心臓から送り出される血液の量が増え、
末梢血管の抵抗が下がります。
収縮期血圧が高く、拡張期血圧が低下する高血圧になり、
脈圧（収縮期血圧―拡張期血圧）が上昇します。

バセドウ病の診断

(a) **臨床所見**	**1.** 頻脈、体重減少、手指振戦、発汗増加などの甲状腺中毒症所見
	2. びまん性甲状腺腫大
	3. 眼球突出、または特有の眼症状
(b) **検査所見**	**1.** FT$_4$、FT$_3$のどちらか一方、または両方が高値
	2. TSHが低値（0.1mIU/L以下）
	3. 抗TSH受容体抗体（TRAb、TBII）が陽性、または刺激抗体（TSAb）が陽性
	4. 放射性ヨード（またはテクネシウム）甲状腺摂取率が高値、シンチグラフィでびまん性

（a）が1つ以上 ＋ （b）が4つある ➡ バセドウ病
（a）が1つ以上 ＋ （b）の1, 2, 3がある ➡ 確からしいバセドウ病
（a）が1つ以上 ＋ （b）の1, 2があり、FT$_4$・FT$_3$高値が3カ月以上続く
➡ バセドウ病の疑い

『バセドウ病の診断ガイドライン』（日本甲状腺学会）より

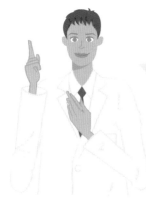

ロマンさんは、
（a）1.と2.と、（b）1.と2.と3.に相当するので、
確からしいバセドウ病と診断されます

（b）3.のTRAb、TBIIは「抗TSH受容体抗体」で、
測定方法が異なります。
（b）4.シンチグラフィ検査は、放射性物質を使用するため、
限られた施設でしかできず、妊娠・授乳中の人はできません。
一般的には放射性ヨードによる検査をせず、
「確からしいバセドウ病」と診断された段階で治療を開始します。

バセドウ病の治療には、
「内服薬」「放射性ヨード内用療法」「手術」の３つの方法があります。
最初からどれか一つを選択するのではなく、内服薬から始めます。
腫瘍など、ほかの病気が合併している、
薬に副作用があり服薬できない、
なかなか治りにくい・再燃を繰り返すときには、
放射性ヨード内用療法や手術という選択肢があります

バセドウ病の治療の手順

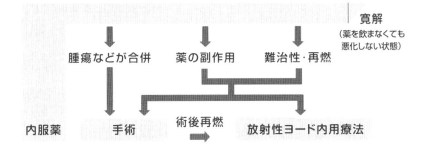

内服する**抗甲状腺薬**は、これからつくられるホルモン量を減らします。
すでにつくられ貯蔵されているホルモンが消費されないと
→p12
症状改善にはつながりませんが、
適切な量を服用していれば数週間で効果は表れます。

甲状腺ホルモンの分泌を抑える抗甲状腺薬には２種類あります。

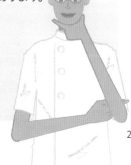

抗甲状腺薬

チアマゾール（MMI）	●メルカゾール®
プロピルチオウラシル（PTU）	●プロパジール® ●チウラジール®

抗甲状腺薬の副作用と症状

重篤な副作用	注意すべき症状
無顆粒球症 （白血球中の好中球が減少）	高熱、咽頭痛
重症肝炎 （高度な肝機能異常）	疲れやすい、黄疸
ANCA関連血管炎 （抗好中球細胞質ミエロペルオキシダーゼ抗体陽性）	全身の関節炎、 筋肉痛、血尿、腎不全

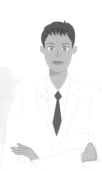

抗甲状腺薬はよく効きますが、副作用が出ることがあります。
重篤な副作用を防ぐために、少なくとも投与開始後2カ月間は
原則として2週間に1回の血液検査をすることとされています

甲状腺ホルモンが多い時期に妊娠すると、
赤ちゃんの成長に悪影響を及ぼし、流産・早産の危険性が高まります。
また、お母さんが「妊娠高血圧症候群」になることもあります。
ですから妊娠する前に、甲状腺機能を正常にしておくことが重要です。

妊娠の予定はありますか？

今はありませんが、将来は妊娠したいです

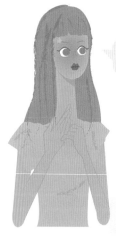

わかりました。
バセドウ病の治療がしっかりできていれば
妊娠も可能です

バセドウ病治療薬の第一選択はメルカゾール®です。
プロパジール®と比較して効果が強く
副作用の発現頻度が低いことが第一選択とされる理由です。

ただし、メルカゾール®を服用しながら妊娠すると
胎児の奇形の発生率がわずかながら上がるといわれます。
妊娠を希望する人の治療にはプロパジール®が一般的ですが、
それぞれにメリット・デメリットがあるので
各人の状況によってどちらかを選択します。

甲状腺ホルモンが多いと交感神経が優位になり、興奮状態になるので
→p10
運動、飲酒は甲状腺機能が正常化するまで控えてください。
喫煙は、甲状腺機能に悪影響を及ぼすだけでなく
バセドウ病眼症の発症・増悪（ぞうあく）因子なので、
甲状腺ホルモン値が高いときだけでなく、正常化してもやめてください

（ バセドウ病眼症 ）

症状

眼球突出、充血、痛み、物が二重に見える（複視）、視力障害

発生機序

①甲状腺ホルモンが多く交感神経優位になると、上眼瞼（まぶた）にあるミューラ
　ー筋が収縮し、上眼瞼が吊り上がる。早いうちなら、甲状腺ホルモン
　が正常化することで治る。

②抗TSH受容体抗体（TRAb）は甲状
　腺を刺激するが、眼の奥にある筋肉
　や脂肪をも刺激して肥大化させ、眼
　球を前方に押し出す。原因は抗体な
　ので、甲状腺ホルモン値が必ずしも
　高くなくても発症することがある。

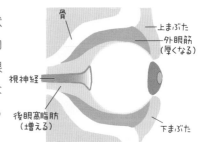

骨

上まぶた
外眼筋
（厚くなる）
視神経
後眼窩脂肪
（増える）
下まぶた

ロマンは、メルカゾール®を服用し、順調によく
なっていき、甲状腺機能は正常になりました。

治療を開始して1年6カ月。副作用はなく、メルカゾール®（2.5mg）
1日1錠に減量しました。少量の服用で、甲状腺機能は正常範囲を6
カ月間維持しています。TRAbも陰性になりました。

厳しい言い方をしますが、
自己免疫疾患であるバセドウ病は完治することはないので、
「バセドウ病が治って薬を中止する」という考え方はありません

それは、今の医療では
バセドウ病の原因である**甲状腺自己抗体**をなくすことができないからです。
「甲状腺自己抗体」とは、
甲状腺の一部を敵と勘違いしてできた「抗体」です。
よくなれば、薬を減量して、中止することを目標とします。
減量ができる基準に達して、計画どおり中止できる人は7割、
3割の人は再び悪化（再燃）してしまいます。

そこで、二つの選択肢があります。
一つは、7割に入ることを期待して薬を中止し、
再燃がないかどうかを経過観察することです。
もう一つは、再燃を避けるために
少量の抗甲状腺薬を継続するという方法です。
後者は、再燃しにくいという利点はありますが、
薬を服用している間は副作用のリスクを免れません。
たとえば、受験や大きな仕事などを控えている人は少量の薬を継続し、
時期をみて減量・中止を再検討します。

内服薬、放射性ヨード内用療法、手術には
それぞれ長所・短所があるので、その人に合った治療法を選択します。

再燃しないことを期待して、薬を中止します

最

バセドウ病治療の長所と短所

	内服薬（抗甲状腺薬）	放射性ヨード内用療法	手術
治療内容	甲状腺ホルモン分泌を抑える薬を服用する	放射性ヨードカプセルを服用して、甲状腺細胞を破壊する	甲状腺を摘出する
長所	**すぐに始められる** ● 外来通院で可 ● 薬の種類を選択することで、妊娠・授乳が可	● 薬よりも短期間で効果 ● 副作用・合併症が少ない ● 効果が得られれば再発しにくい ● 手術後にも可能	**最大のメリット** ● 短期間で効果 ● 再発しにくい
短所	● 治療期間が長い ● 副作用の心配がある ● 再燃することがある	**ジレンマ** ● 6歳未満、妊婦、授乳婦は禁忌（6〜18歳は、ほかの治療法がないときのみ） ● 治療可能な医療機関が少ない ● 放射線量によっては入院が必要 ● 治療効果出現まで1年前後 ● 将来、甲状腺機能低下症になる可能性大	**ジレンマ** ● 手術／麻酔のリスク ● 入院が必要 ● 甲状腺機能低下症になることがある ● 手術創（傷痕）が残る ● 再手術は困難

4 バセドウ病

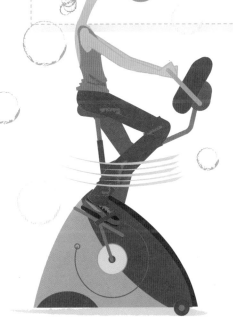

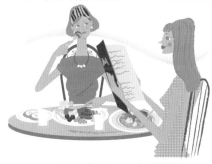

ロマンが薬を中止しても再燃することはなく、以前のようにフィットネスクラブに通い、友だちとグルメを楽しんでいます。

31

5 ダイエット（非甲状腺疾患①）

甲状腺の病気でなくても、甲状腺ホルモン値が異常になることがあります。
その引き金の一つになり得るのが、極端なダイエットです。

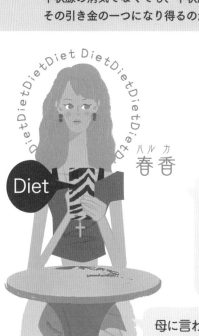

Diet

春香（ハルカ）

19歳のハルカは専門学校生。1年前から糖質制限ダイエットをしています。効果は出ているものの、もっと減量しようとカロリー制限もしました。

おもしろいように体重が減って、
1年間で63kgから42kgになりました。
だけど、疲れやすく、集中力がなくなって、
勉強が手につかなくなりました。
しかもこの3ヵ月間、生理がありません

母に言われて産婦人科に行き、血液検査を受けると、
「甲状腺ホルモン値が低下している」と言われました。
紹介状をもらって、甲状腺専門クリニックへ行きました

極端なダイエットをすると、
甲状腺ホルモン値に
異常をきたすことがあります

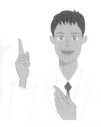

甲状腺専門医

Dr.甲之介

健康的なダイエットとは、痩せることではなく、
適正体重を保つことによって
健康を維持することです。

ハルカは、甲状腺の超音波検査と詳しい血液検査を受けました。

ハルカの検査結果			
超音波検査			
特に異常所見なし			
甲状腺機能			
TSH	3.14	(0.61〜4.23)	mIU/L
FT3	1.9↓	(2.3〜4.0)	pg/mL
FT4	1.0	(0.9〜1.7)	ng/dL
甲状腺自己抗体			
TgAb	（−）		
TPOAb	（−）		

ハルカさんは、2種類の甲状腺ホルモンのうち、FT3が低下してFT4は正常範囲です

甲状腺機能が低下すると、
「視床下部—下垂体—甲状腺軸ネガティブフィードバック機構」が
→p14
作動し、甲状腺刺激ホルモン（TSH）が上昇するはずですが、
上昇していません

甲状腺ホルモン値が低いのに、TSHが高くならない要因には、
次の三つがあります。

1 甲状腺機能低下症の初期
2 甲状腺ホルモンの基準値を決める95％信頼区間外
3 非甲状腺疾患（低T3症候群）

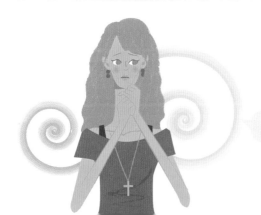

どういうこと？

33

甲状腺ホルモン値が低いのに TSHが 高くならない要因

1. 甲状腺機能低下症の初期

　甲状腺ホルモン値が低下すると、「視床下部―下垂体―甲状腺軸ネガ
ティブフィードバック機構」によってTSHが上昇しますが、即座には上
→p14
昇せず、時間のずれ（＊1）が生じます。そのずれている期間に検査を
すると、「甲状腺ホルモン
低値・TSH基準値内」とい
う状態になります。

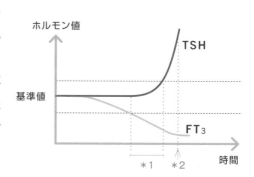

　時間をおいて（＊2）再
検査することでTSHが上
昇し、甲状腺機能低下症で
あることがわかります。

2. 甲状腺ホルモンの基準値を決める95%信頼区間外

　健常者の甲状腺ホルモン値もある程度バラツキがあるので、「基準値」
は健康な人の95%が収まるように設定されています（図内 ◢◣）。健常者
でも基準値から外れた人が5%いる（図内 ◢◣）ので、その半数の2.5%
は甲状腺ホルモン値が基準
値より低くなり、「TSH基
準値内で甲状腺ホルモン値
が低値」という結果になり
ます。もし健常者が正常範
囲に収まるように基準値
（図内A）を設定すると、異
常者の相当数（図内 ◡）
も基準値内に入ってしまい
ます。

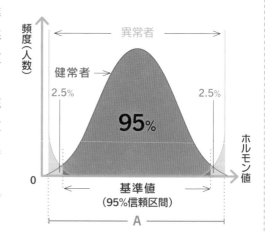

3.非甲状腺疾患（低T₃症候群）

　からだが変調をきたせば、それを修復するために甲状腺がうまく働いてくれます（ホメオスタシス＝生体恒常性維持機構）。極端なダイエット
→p11
などで栄養失調に陥ると、生きのびるためにエネルギーを節約しなければなりません。甲状腺ホルモンは新陳代謝を活発にしてエネルギーを消費するので、FT_3が低下して消費エネルギーを節約します。その結果、FT_4、TSHは正常範囲でFT_3が低値という「低T₃症候群」になります。最初はFT_4からFT_3への変換を抑えて、新陳代謝作用の強いFT_3を低下させますが、さらに進行するとFT_4も低下し、「低T₃・T₄症候群」となります。両者は程度の違いで同じ病態なので、合わせて「非甲状腺疾患」と呼びます。甲状腺ホルモン値に異常があるものの、甲状腺自体の異常ではないので、**甲状腺疾患に非ず**という意味です。
　　あら

低T₃症候群

悪化 ⬇

低T₃・T₄症候群

非甲状腺疾患

ハルカさんは、短期間で急激に減量したために起きた「低T₃症候群」です。
甲状腺の病気ではないので、甲状腺ホルモン薬による治療はせず、
しっかり食事を摂って規則正しい生活を送ってください

非甲状腺疾患は甲状腺ホルモン値が異常でも甲状腺の病気ではないので、
原因である栄養失調を改善することで甲状腺機能を回復させます。
軽症で早期ならもとに戻りますが、高度だったり長期間続いたりすると
視床下部・下垂体にも異常をきたし、回復しないことがあります。
非甲状腺疾患は極端なダイエットによる低栄養だけでなく、腎不全、
　　　　　　　　　　　　　　　　　　　　　　　　　　　　　　→p76
肝不全、うつ病、精神疾患、がんの末期、老衰などでも起こります。
　　　　　　　　　　　　　　　　　→p86

わかりました。ダイエットもやり方によっては怖いのですね

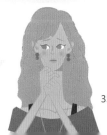

性成熟期（妊娠・出産）

不妊・妊娠・出産・授乳と大きく関わっている甲状腺ホルモンは、
不妊治療の薬にもなります。成長したイツキにも関わっています。

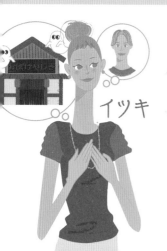

イツキ

結婚して1年がたちました。
たまには喧嘩もするけれど、夫は優しい人です

二人で遊園地に行きました。お化け屋敷は怖くて
心臓がバクバク、鳥肌が立ちました

Dr.甲之介

その心臓のバクバクは、甲状腺と関係があります。
ホメオスタシスの「恐怖ストレス」による防衛です。

遊園地は楽しかったけれど、小さな子ども連れの家族を見ると
ちょっとうらやましい感じです。私たちも赤ちゃんほしいな。
夫は「今度、不妊外来に一緒に行こう」と言ってくれました

イツキたちは不妊外来を訪れました。

初めての妊娠ですね。月経は規則的ですか？
不正出血はないですか？　性交痛はないですか？
食事、睡眠はしっかりとれていますか？
過度なストレスはかかっていませんか？

特に問題ありません

レディース
クリニック

タバコは吸っていませんか？

吸っていません

Tabacco

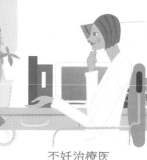

不妊治療医

検査を進めていきましょう

不妊治療を始める前におこ
なわれる「スクリーニング
検査」には、甲状腺の検査
が含まれています。

イツキの血液検査結果			
甲状腺機能			
TSH	4.10	(0.61〜4.23)	mIU/L
FT3	3.2	(2.3〜4.0)	pg/mL
FT4	1.3	(0.9〜1.7)	ng/dL
甲状腺自己抗体			
TRAb	(−)		
TgAb	(−)		
TPOAb	(−)		

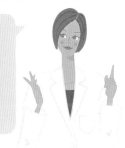

甲状腺ホルモン（FT3、FT4）、
甲状腺刺激ホルモン（TSH）は、いずれも基準値内です。
甲状腺自己抗体も陰性です。
→p30
ただしTSHは、基準値が0.61〜4.23mIU/Lのところ
イツキさんは4.10、基準値内の上限ぎりぎりでした

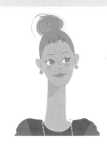

妊娠を考えなければ、問題のない検査値でした。
不妊外来の先生は「甲状腺疾患専門クリニック」を
受診するようにと言って紹介状を書いてくれました

甲状腺ホルモン薬を服用してFT3、FT4を少し増やせば、
甲状腺ホルモンが潤った状態になり、妊娠に有利になります。

ただし、わずかな量ではFT3、FT4値は変化しないので、
変動の大きいTSHを測定して評価します。

FT3、FT4値が正常範囲内でも、高めになると、
ネガティブフィードバック機構によって
→p14
TSHは低くなります。

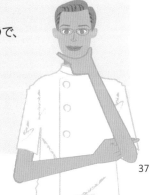

甲状腺ホルモン薬が不妊治療になるのには、理由があります。

1. 妊娠が成立するには次の過程があり、そのすべての過程で甲状腺ホルモンが必要とされているからです。

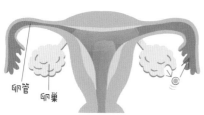

①卵巣から卵子が「排卵」

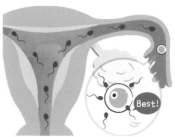

②精子と出会う「受精」

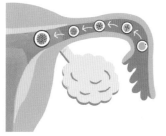

③受精卵が「細胞分裂」を繰り返しながら卵管を通って子宮へ移動

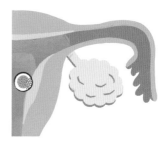

④子宮内膜に「着床」

2. 哺乳動物は、赤ちゃんを母乳で育てているときに次の子を妊娠すると、母乳が止まってしまいます。けれども生体はうまくできていて、赤ちゃんがお乳を吸えば吸うほど、乳を出すための「乳腺刺激ホルモン（プロラクチン）」が多くなり（これを「高プロラクチン血症」と言います）、規則正しい排卵を抑えて、妊娠しづらくなります。

　一方、甲状腺ホルモン値が低下すると、TRHが上昇します。TRH は下垂体に働いてTSH を分泌させますが、それと同時に下垂体から分泌される「乳腺刺激ホルモン」も分泌させて、高プロラクチン血症を引き起こします。
→p15

つまり、
このようなことが起きるのです。
そうならないように、
甲状腺ホルモン薬を服用します。

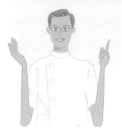

甲状腺ホルモンの不足
⬇
TRH上昇
⬇
乳腺刺激ホルモン高値
⬇
妊娠しづらくなる

イツキは甲状腺専門クリニックを受診しました。

不妊外来からの紹介ですね。
現在、妊娠の可能性は
ありますか？

ありません

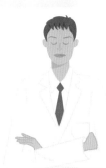

甲状腺専門医

甲状腺は腫れてません。
結節（しこり）もありません。
甲状腺を押さえて痛くはありませんか？

ありません

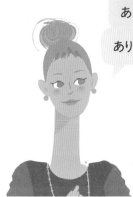

甲状腺機能は正常範囲です。
でも、TSHが妊娠に有利な状態である基準値よりも
高くなっています。
つまり、甲状腺ホルモンが正常範囲内でも少し低めです。

妊娠しやすくなるように、甲状腺ホルモン薬を服用して、
甲状腺ホルモンを少し多めにしておきましょう。
そのためには、TSHが基準値以下になるように、
薬の量を調整します

不妊症の原因の多くは産科領域にありますが、
甲状腺ホルモン値が低下しているとき、または
低下しかかっている（FT$_3$、FT$_4$が正常範囲で、TSHが基準値以上）
ときにも、不妊症の原因になることがあります。

不妊治療を希望している人で、TSHが基準値以上であれば、
「甲状腺不妊補助治療」を勧めます。

不妊治療を希望しない人でも、妊娠中のTSHが基準値以上であれば、
赤ちゃんのために「甲状腺ホルモン薬」を服用します。

チラーヂンS®を1日1回、服用してください。
薬を服用する目的は、妊娠に有利な状態にすることだけではありません。
妊娠したとき、その初期には
胎児は甲状腺ホルモンをつくれないので、母体が供給します。
→p7
それが充分に間に合えばいいのですが、
足りなければ薬を増やすことになります。
ですから、今のうちから充足させておくのは悪くありません。

チラーヂンS®は甲状腺ホルモンのT$_4$（サイロキシン）そのもので、
服用しなくても血液の中を流れています。
→p9
副作用はほとんどないのですが、飲みすぎると胸がドキドキし、
不足すると効果がないので、定期的に血液検査をして服用量を決めます

造影剤を使う
「子宮卵管造影検査」はしましたか？

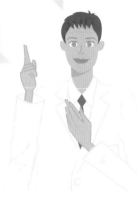

いいえ、まだです

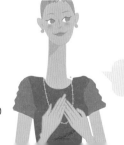

甲状腺ホルモン値は正常範囲なので、検査は可能です。
ただし、油性造影剤を使うと、健康な人でも20%ぐらいの割合で
甲状腺ホルモン値に影響が出ることがあります

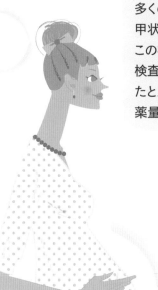

子宮卵管造影検査で使われる油性造影剤は、
多くのヨードを含み、しばらく体内に残るので、
甲状腺機能に悪影響を及ぼす可能性があります。
この検査は不妊治療のためなので、
検査のメリット・デメリットを考えておこないますが、
たとえ甲状腺機能に悪影響があったとしても、
薬量の調整で対応することができます。

イツキは子宮卵管造影検査のあと
も甲状腺ホルモン値が悪化するこ
となく、不妊治療を続け、妊娠す
ることができました。

妊娠すると、
胎盤から分泌される「ヒト絨毛性ゴナドトロピン（hCG）」が
胎児の健やかな成長を促してくれます。

それと同時に、hCGはTSHと一部同じ構造をもち、
わずかながらTSHと同様に甲状腺ホルモンを
分泌させる作用があるため、
妊娠初期には一時的に甲状腺機能が増す
妊娠性一過性甲状腺機能亢進症になり、
甲状腺ホルモンが減ることを防止してくれます。

41

一方、hCGが高いと悪阻（つわり）が重くなりやすいのですが、
悪阻がひどく、体調が悪くても、母体は胎児のための
甲状腺ホルモンをしっかり確保していることになります。

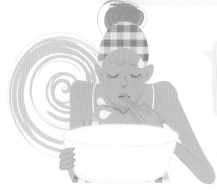

嘔吐して、つわりがひどく、涙目になっても、
これがお腹の赤ちゃんのためになると思えば、
つらいのも乗り越えられるような気がします

イツキは妊娠後期になり、甲状腺
ホルモン値は安定してきました。

胎児の甲状腺は妊娠20週ごろに完成されるので、
その頃までには「妊娠性一過性甲状腺機能亢進症」も治まります。

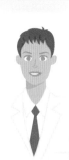

妊娠28週ですね。
今、服用しているお薬は、
お母さんとお腹の赤ちゃんの二人分です。
出産したあとは赤ちゃんのための薬は必要なくなるので、
いったん中止してください。

お母さんが甲状腺ホルモン薬を必要とするかどうかは、
出産後に判定します。
薬を飲まなくてもいいということもありますし、
飲むにしても今の量よりも少ないことがほとんどです

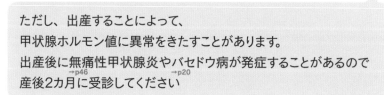

ただし、出産することによって、
甲状腺ホルモン値に異常をきたすことがあります。
出産後に無痛性甲状腺炎やバセドウ病が発症することがあるので
産後2カ月に受診してください
→p46　→p20

疲れやすい、胸がドキドキする、汗をかきやすいといった
甲状腺ホルモン値が高いときの症状が出たり、
気力がなくなる、手足が乾燥する、便秘になるといった
甲状腺ホルモン値が低い症状が表れたら、
早めに受診してください。

といっても、これらの症状は甲状腺異常以外でも起きるので、
血液検査で甲状腺ホルモン値を検査したうえで診断します

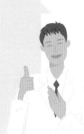

イツキは無事に男の子を出産しました。
産後2カ月、イツキは赤ちゃんを抱い
て甲状腺クリニックを訪れました。

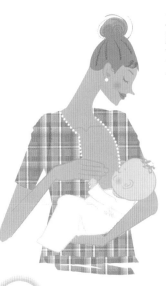

無事に出産したんですね。
甲状腺ホルモン値は正常範囲です

産後、薬を中止して2カ月がたちますが、
何か症状はありますか？

いいえ、ありません

まだ先の話でしょうが、
次の妊娠はいつ頃になりそうですか？

まだ決めていませんが、
二人目も考えてはいます

甲状腺ホルモンが潤った状態で妊娠するほうがいいので、
予定したら教えてください。
前もって甲状腺機能を評価してから、計画妊娠してください

7 甲状腺嚢胞

液体の入った「袋」のようなものが、からだにできることがあります。
治療の必要はないことが多いのですが、時には痛むことも…。

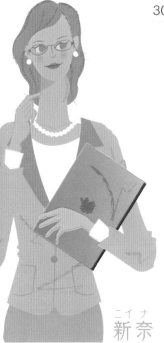

30歳のニイナは、経理事務の仕事をしています。

経理事務は疲れるのよね。
週1回のヨガ教室はリフレッシュに最適

ヨガを始めて半年、いつものように汗をかき、
「魚のポーズ」をとったときでした。首に痛みを
感じて、隣にいたイツ
キに尋ねました。

魚のポーズ

新奈

首の前のほうが痛いんだけど、
何かできてる？

いいえ、何もできていないし
赤くもないけど……

けれども、触れるとピンポン玉ぐらいのしこりがあり、痛みを感
じます。喉の異常かもしれないと思って耳鼻科に行くと、耳鼻咽
喉科医は前頸部を触診し、「しこりは甲状腺にできています」と、
甲状腺専門クリニック宛に紹介状を書いてくれました。

甲状腺専門クリニックでも、やはり触診から始まります。

甲状腺に「結節」、つまり、しこりがあります。
超音波検査と血液検査で調べましょう

甲状腺専門医

ニイナの検査結果

超音波検査
　甲状腺左葉嚢胞

血液検査
　甲状腺機能：正常範囲
　甲状腺自己抗体：陰性

甲状腺の左葉に、コロイドという液体が
たまった袋状の「嚢胞（のうほう）」があります。

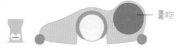
超音波検査の画像

嚢胞

超音波検査で悪性と思われるところはなく、
甲状腺機能は正常範囲なので、
大きくなりすぎて気管や血管を圧迫するとか、
痛みなどの症状がなければ治療は必要ありません。
でも、痛いのですね？

はい、押すと痛いです

内容液を抜きましょう

Dr.甲之介

嚢胞の袋がパンパンに張って痛いときには
直接針を刺して中の液体を抜くと
痛みは止まります。

穿刺排液

縮んだ嚢胞

何度も液がたまるときには、特別な針を皮膚の上から刺して
エタノールを注入し、嚢胞をぺったんこに潰して、
液がたまらないようにする方法もあります。
（経皮的エタノール注入療法　PEIT）
→p74

経皮的エタノール
注入療法

エタノール

あまりにも大きかったり、
悪性が疑われたりすれば、
手術（甲状腺切除術）をすることもあります。

手術

茶褐色の液体が20mL抜け、痛みはすぐになくなりました。小
さくなった嚢胞は、その後の超音波検査で調べましたが、
大きくなることも、痛くなることもありませんでした。

無痛性甲状腺炎

甲状腺ホルモンの値が乱高下する不思議な病気があります。
治療の必要がない病気もあります。

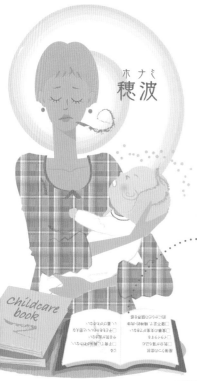

穂波
ホナミ

ホナミは34歳。出産して2カ月がたちますが、真面目で几帳面なだけに、初めての育児に疲労困憊しています。雑誌に載っていた「新米ママのお悩み相談室」を読むと、当てはまる項目がいくつかありました。

産後うつの症状

☑気分が落ち込む
☑イライラする
☑食事の支度ができない
☑寝不足で、精神的・肉体的にからだの限界を感じる
☐子育てに興味がわかない、やる気が起きない
☐子どもをかわいいと思えない、喜びがわかない

ホナミは「産後うつ」かもしれないと思い、心療内科を受診しました。

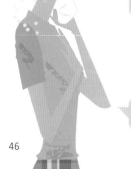

どんなことに悩まれていますか?

心臓がどきどきして汗をかきやすく、イライラします。からだがだるく、家事をする気が起きません

お子さんをどう思いますか?

赤ちゃんはかわいいです

心療内科医

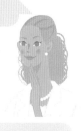

血液検査で調べましょう。
産後は甲状腺機能異常で、このような症状が出ることがあります

検査の結果、甲状腺ホルモン値が高値でした（p48Ⓐ）。
「産後うつ」ではありません。
甲状腺専門クリニックに紹介しますので受診してください

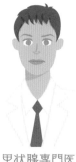

甲状腺の触診をします。
甲状腺は大きくなく、しこりは認められません。
押さえても痛くありませんね

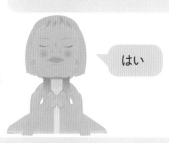

はい

甲状腺専門医

産後、「無痛性甲状腺炎」という病気になることがあります。
甲状腺機能異常を調べるため、
もう少し詳しい血液検査と超音波検査をしましょう

検査結果が出ました（p48Ⓑ）。
FT₃、FT₄ともに高値で、TSHは低下している「甲状腺中毒症」です。
抗TSH受容体抗体（TRAb）は陰性なので、
→p24
甲状腺ホルモンが多い状態が3カ月間続かなければ
バセドウ病ではないでしょう。

超音波検査では、びまん性甲状腺腫、結節性甲状腺腫、
ともにありません。

心療内科の検査では甲状腺ホルモン値が高かったのですが、
今日の検査では少しよくなっています

ホナミの甲状腺ホルモン値（FT₄）の変化

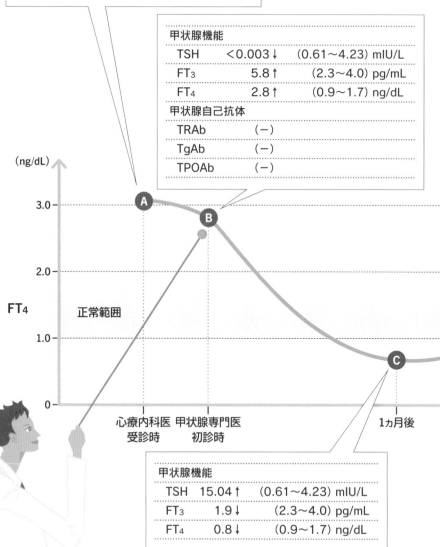

甲状腺機能
TSH	<0.003↓	(0.61〜4.23) mIU/L
FT₃	6.4↑	(2.3〜4.0) pg/mL
FT₄	3.1↑	(0.9〜1.7) ng/dL

甲状腺機能
TSH	<0.003↓	(0.61〜4.23) mIU/L
FT₃	5.8↑	(2.3〜4.0) pg/mL
FT₄	2.8↑	(0.9〜1.7) ng/dL

甲状腺自己抗体
TRAb	(−)
TgAb	(−)
TPOAb	(−)

(ng/dL)

3.0

2.0

FT₄　　正常範囲

1.0

0

心療内科医　甲状腺専門医　　　　　1ヵ月後
受診時　　初診時

甲状腺機能
TSH	15.04↑	(0.61〜4.23) mIU/L
FT₃	1.9↓	(2.3〜4.0) pg/mL
FT₄	0.8↓	(0.9〜1.7) ng/dL

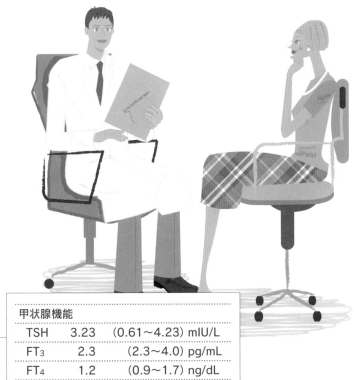

甲状腺機能

TSH	3.23	(0.61〜4.23) mIU/L
FT₃	2.3	(2.3〜4.0) pg/mL
FT₄	1.2	(0.9〜1.7) ng/dL

D

3ヵ月後

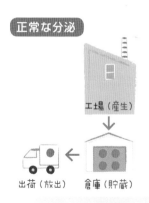

工場（産生）

出荷（放出）　倉庫（貯蔵）

Dr.甲之介

甲状腺には、
「ホルモンをつくる工場の働き（産生）」と
「たくわえておく倉庫の働き（貯蔵）」があります。
たくわえられた甲状腺ホルモンは、
倉庫から血液中に出荷されます（放出）。

血液中の甲状腺ホルモン値が高い病態を**甲状腺中毒症**といいます。

甲状腺中毒症の主な原因としては、
「甲状腺機能亢進症」と「破壊性甲状腺炎」があります。

甲状腺機能亢進症のイメージ

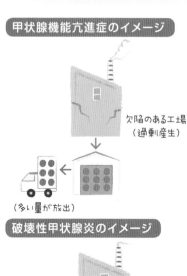

欠陥のある工場
（過剰産生）

（多い量が放出）

甲状腺機能亢進症は、
工場に欠陥があって、
ホルモンを過剰につくり、
倉庫が満杯になっている状態です。
血液中にも多量に出荷され、その結果、
甲状腺ホルモン値が高くなります。

甲状腺機能亢進症としては
「バセドウ病」が代表的ですが、
→p20
「妊娠性一過性甲状腺機能亢進症」
→p41
「自律性機能性甲状腺結節」
→p70
などもあります。

破壊性甲状腺炎のイメージ

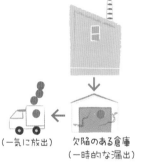

（一気に放出）　欠陥のある倉庫
（一時的な漏出）

破壊性甲状腺炎は、
工場でホルモンをつくりすぎるのではなく、
倉庫に欠陥があり、たくわえられていた
ホルモンが一気に漏れ出た状態です。

破壊性甲状腺炎の甲状腺ホルモン値の変化

中毒期

甲状腺ホルモン値

正常範囲

低下期

破壊性甲状腺炎で
倉庫のホルモンがなくなると
血液中のホルモンもいったん減少し
（甲状腺機能低下症）、
→p61
その後、工場が正常に稼働すると
血液中のホルモンは正常化します。

軽症であれば、
「甲状腺機能低下症」に
陥らないこともあります。

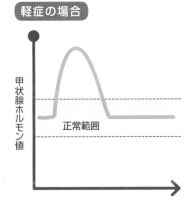

軽症の場合

甲状腺ホルモン値

正常範囲

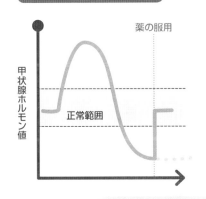

永続的甲状腺機能低下症

薬の服用

甲状腺ホルモン値

正常範囲

破壊の程度が激しかったり、
もともと橋本病などの基礎疾患があり
ホルモン値が正常に戻らない
「永続的甲状腺機能低下症」に
なったりしたら、
甲状腺ホルモン薬を服用して
正常化を目指します。

破壊性甲状腺炎には、「無痛性甲状腺炎」以外に、
「亜急性甲状腺炎」「橋本病急性増悪」などがあります。
→p54　　　　　→p60

無痛性甲状腺炎の診断

| (a)
臨床所見 | 1. 甲状腺痛を伴わない甲状腺中毒症 |
| | 2. 甲状腺中毒症の自然寛解（通常3カ月以内） |

(b) 検査所見	1. FT$_4$が高値
	2. TSHが低値（0.1mIU/L以下）
	3. 抗TSH受容体抗体が陰性
	4. 放射性ヨード（またはテクネシウム）甲状腺摂取率が低値

（a）および（b）の全部がある ➡ 無痛性甲状腺炎
（a）の全部と（b）の1〜3がある ➡ 無痛性甲状腺炎の疑い

『無痛性甲状腺炎の診断ガイドライン』（日本甲状腺学会）より

診断が困難なときには、
「放射性ヨード甲状腺摂取率検査（甲状腺シンチグラフィ検査）」を
→p71
おこないます。

ホナミの甲状腺機能は、48〜49ページ
のとおりに推移していきました。

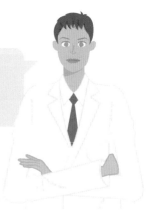

甲状腺中毒症の症状は3カ月以内に自然改善し、
（a）の全部と（b）の1と2と3が該当しているので、
ホナミさんは無痛性甲状腺炎の疑いです

ホナミは無痛性甲状腺炎だったので、高かった
甲状腺ホルモン値はいったん低下し（p48**C**）、
その後、正常範囲に戻りました（p49**D**）。

甲状腺ホルモン値が高い時期に
甲状腺機能亢進症に使われる
抗甲状腺薬を服用してしまうと、
→p27
その後の甲状腺機能低下症を助長して
正常値に回復できなくなることがあるので
注意が必要です。

原因は免疫異常といわれていますが、
正確な解明はされておらず、
再発することもあります。

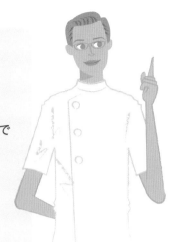

3カ月後、ホナミの甲状腺ホルモンは正常に戻りました。「産後うつ」かもしれないと思っていた症状はすっかりなくなり、今、育児を楽しんでいます。

まさか甲状腺の病気だなんて、
ぜんぜん思わなかった。
治ってほんとうにうれしい！

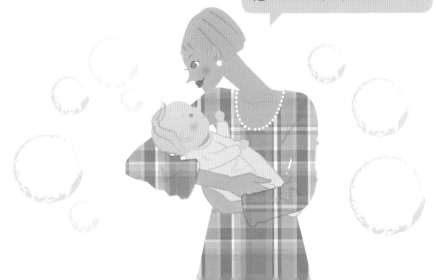

亜急性甲状腺炎

風邪のように、ウイルスに感染して突然発症する甲状腺の病気があります。
おどかすようですが、実は、とても痛いのです。

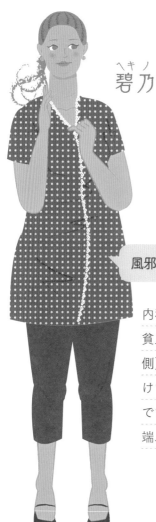

ヘキノ
碧乃

幼稚園教諭のヘキノは、40歳の今まで大きな病気や怪我をしたことがありません。風邪をひいても、市販薬を早めに飲んで寝れば回復しました。ところが今回の風邪はなかなか治りません。ひき始めて2週間たつのに、熱っぽい、からだがだるい、首が痛いなどの症状が続いています。園児にうつしてはいけないので、ヘキノは近所の内科クリニックを受診しました。

風邪が長びき、胸がドキドキしたり、からだがほてったりします

内科医はヘキノの話をよく聴きました。貧血はないかと眼瞼結膜（下まぶたの裏側）を見て、両耳の下から首の外側にかけてリンパ節の腫れはないか触診したのですが、医師の親指が首の前に触れた途端、ヘキノはのけぞってしまいました。

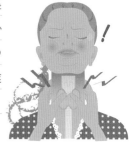

痛い！ 耳のほうまで痛いです

内科医

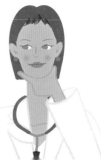

甲状腺の病気です。紹介状を書きますので、甲状腺疾患専門のクリニックで診てもらってください

54

甲状腺専門医は、前頸部をそっと触り、痛みの
ある部位が甲状腺であることを確認しました。

超音波検査と血液検査で詳しく調べましょう

左総頸動脈と気管の間にある甲状腺左葉が腫れています。
痛い部位に一致している黒い影（低エコー域）は、
「亜急性甲状腺炎」の特徴です

ヘキノの超音波検査の画像

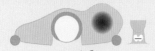

甲状腺腫大
低エコー域

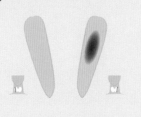

血液検査で、甲状腺ホルモン値と、
からだに炎症が起きているかどうかの指標となる
CRP（C-反応性タンパク）、赤血球沈降速度を測定します

甲状腺専門医

ヘキノの血液検査結果			
甲状腺機能			
TSH	<0.003↓	(0.61〜4.23)	mIU/L
FT3	8.4↑	(2.3〜4.0)	pg/mL
FT4	2.6↑	(0.9〜1.7)	ng/dL
甲状腺自己抗体			
TRAb	(−)		
TgAb	(−)		
TPOAb	(−)		
CRP(C-反応性タンパク)	6.7↑	(〜0.3)	mg/dL
ESR(赤血球沈降速度)	39/76↑	(1時間値/2時間値 〜15/〜40)	mm

亜急性甲状腺炎の診断

(a) 臨床所見	有痛性甲状腺腫

(b) 検査所見	1. CRPまたは赤血球沈降速度が高値
	2. FT4が高値、TSHが低値（0.1mIU/L以下）
	3. 甲状腺超音波検査で疼痛部に一致した低エコー域がある

（a）と（b）の全部がある ➡ 亜急性甲状腺炎
（a）と（b）の1と2がある ➡ 亜急性甲状腺炎の疑い

『亜急性甲状腺炎の診断ガイドライン』（日本甲状腺学会）より

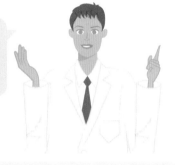

ヘキノさんは（a）と（b）の
すべてに当てはまるので、
亜急性甲状腺炎と診断します

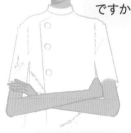

Dr.甲之介

亜急性甲状腺炎はウイルス感染症とされていて、
風邪に引き続いて発症します。
ですから、それまで甲状腺に異常がなかった人でもかかるのです。

ウイルスによるものと考えられているので、
細菌感染に有効な抗生物質では効果がなく、
自分の力でウイルスに対する抗体ができて治ります。

軽ければ、治療しなくても、あるいは一般的な消炎鎮痛剤でよくなります。
ところが、非常に痛く長引くことがあります。その場合には、
消炎鎮痛効果の強い副腎皮質ステロイドホルモン薬が使われます。
副腎皮質ステロイドホルモン薬はたいへん効果的で
早ければ１〜２日で痛みは消失します。

ただし副作用もあります。
「ウイルス性肝炎」「肺結核」などの慢性炎症性疾患、
「糖尿病」「胃・十二指腸潰瘍」「精神障害」を悪化させることがあるので、
注意が必要です。
亜急性甲状腺炎に限らず、突然の病気・怪我に備えて、
日頃から健康を維持し、病気のある人は治療しておくことが大切です。

注意が必要な副作用

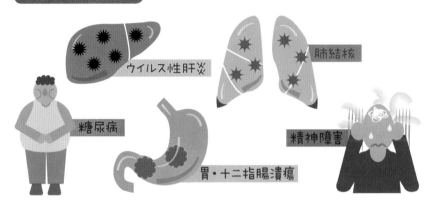

ウイルス性肝炎

肺結核

糖尿病

精神障害

胃・十二指腸潰瘍

亜急性甲状腺炎の痛みの特徴は、再発したり、
移動（クリーピング現象）したりすることです

フリッツ・ド・ケルバン医師が発見したので、
かつては「ド・ケルバン甲状腺炎」と呼ばれ、
痛みが消えたり出たり、移動したりすることから奇病とされていました。

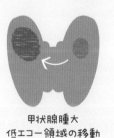

甲状腺腫大
低エコー領域の移動
（クリーピング現象）

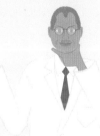

フリッツ・ド・ケルバン医師

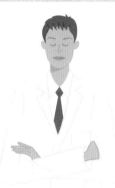

ヘキノさんは痛みが強く、また、持病がないので、
副腎皮質ステロイドホルモン薬で治療しましょう

ただし、痛みがなくなったからといって、
すぐこの薬をやめてしまうと、再発することがあります

副腎皮質ステロイドホルモン薬は、その名のとおり
内臓である副腎皮質というところでつくっているホルモンです。
薬を突然中止すると、その変化に副腎皮質が対応できず、
このホルモンが低下した状態になってしまいます。
ですから、副腎皮質ステロイドホルモン薬は
2～3カ月かけて少しずつ減量します。

2週間後、ヘキノは定期検査を受けました。

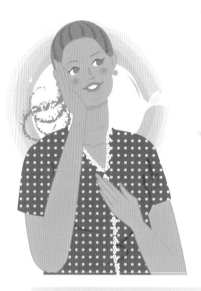

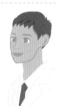

痛みはどうですか？

薬を飲み始めて2日後に、
痛みはなくなりました

甲状腺専門医は、超音波
検査をしました。

甲状腺の腫れは少なくなっています。ただし、
亜急性甲状腺炎とは別の病変が黒い影に隠れていることがあるので、
亜急性甲状腺炎が治って黒い影が消えてから、改めて検査が必要です

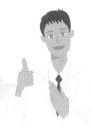

亜急性甲状腺の経過観察は続きます。

甲状腺ホルモン値も２週間前より下がっています

ああ、よかった

亜急性甲状腺炎は
無痛性甲状腺炎と同じ「破壊性甲状腺炎」の一種なので、
→p51
高かった甲状腺ホルモン値は
いったん正常値以下に下がったあと、もとに戻ります。

ヘキノの亜急性甲状腺炎の経過

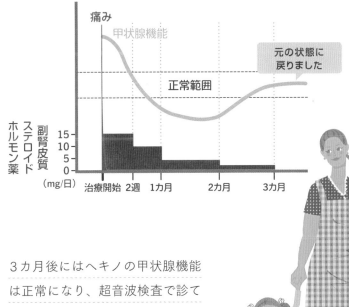

痛み
甲状腺機能
元の状態に
戻りました
正常範囲
副腎皮質ステロイドホルモン薬
15
10
5
0
(mg/日)　治療開始 2週 1カ月　　2カ月　　3カ月

３カ月後にはヘキノの甲状腺機能
は正常になり、超音波検査で診て
も甲状腺腫大はなくなり、ほかの
病気も見つかりませんでした。

橋本病

橋本病は自分で甲状腺ホルモンをつくれなくなる代表的な病気で、
全身のあちこちで新陳代謝が低下します。でも、薬が必要な人は3割ほど。

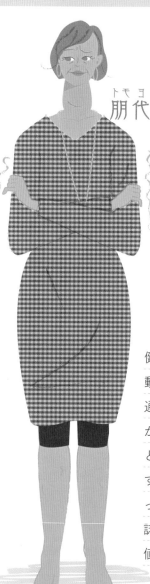

朋代
_{トモヨ}

トモヨは50歳の主婦です。太っていて高血圧、食欲はなく、少しうつ気味で、あまり健康的とはいえません。トモヨは健康診断を受けました。

トモヨの健康診断結果	
身長	152cm
体重	72kg
ウエスト	92cm
BMI	31.2
総コレステロール	242↑ （130〜219）mg/dL
LDLコレステロール	156↑ （40〜119）mg/dL
HDLコレステロール	31↓ （40〜110）mg/dL
中性脂肪	276↑ （30〜149）mg/dL

健診の結果、「メタボリック症候群」と言われ、食事運動療法をするように指導されました。スポーツジムに通い、甘い物を控え、間食をやめて６カ月、体重は72kgから69kgにまで減りました。けれども血液検査をすると、総コレステロール、中性脂肪ともよくなっておらず、なんとLDLコレステロール値は前回よりも悪くなっています。どういうことかと悩んでいると、女性雑誌に「甲状腺ホルモンが少ないと……コレステロール値が高い」と書いてありました。

私、もしかしたら甲状腺に異常があるのかもしれない

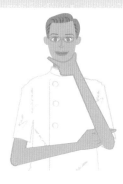

Dr.甲之介

甲状腺ホルモンが減少すると
新しい細胞をつくる新陳代謝が低下して、
→p10
いろいろな症状が出現します。

トモヨは甲状腺専門クリニックを受診しました。

たしかに「甲状腺機能低下症」から引き起こされる
脂質異常は、運動してもよくなりません。
ほかに何か症状はありますか?

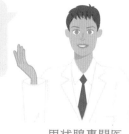

寒がりになりました。皮膚がカサカサします。
それから便秘気味です

甲状腺専門医

(甲状腺機能低下症で起こる症状)

● 体内の熱を保つことができず、
　冷え症・低体温になります。

● 発汗作用が低下し、
　皮膚が乾燥します。

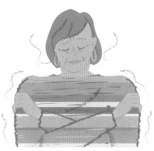

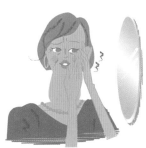

● 消化管の働きが低下して、
　食欲減退・便秘になります。
　重症化すると、腸閉塞を起こすこともあります。

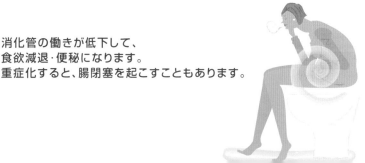

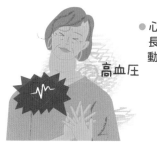

高血圧

●心拍数が減って徐脈になると血圧が下がります。
長期的には、高コレステロール血症が
動脈硬化症を助長し、高血圧症になります。

●*ムコ多糖類が異常にたまると、
からだがむくみ、体重が増えます。
顔がむくみ、まぶたが腫れ、唇が厚くなると、
特有の「粘液水腫顔貌」になります。
舌や咽頭、声帯がむくむと、ろれつが回らない、
かすれ声、いびきなどの症状が表れ、
睡眠時無呼吸症候群の原因にもなります。

*ムコ多糖類
　ヒアルロン酸やコンドロイチン硫酸など。からだの
　水分を保ち、血管の柔軟性や皮膚のハリをもたらす。

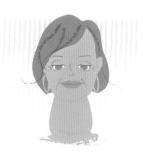

粘液水腫顔貌

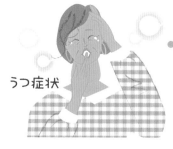

うつ症状

●疲れやすい、眠い、気分が落ち込む
などの症状で、
うつ病とまちがえられることがあります。

●心嚢（心臓を包んでいる袋状の膜）の中には
少量の心嚢液があり、
潤滑剤の役割を果たしていますが、
心嚢液が多量にたまると心臓の動きが
悪くなり（心タンポナーデ）、
心不全を起こします。

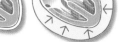

正常な心嚢　　心タンポナーデ

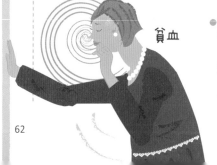

貧血

●腸管での鉄の吸収が悪くなったり、
腎臓で造血因子である
エリスロポエチンの産生が低下したりして、
貧血になります。
女性は過多月経を起こし、
さらに貧血になりやすい要因になります。

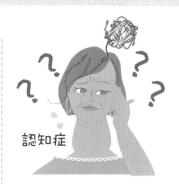

認知症

● 脳の活動が低下し、
認知症になることがあります。
甲状腺機能低下症で起きた認知症は、
数少ない治療可能な認知症です。

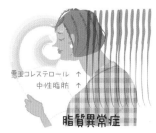

悪玉コレステロール ↑
中性脂肪 ↑

● LDLコレステロール値・
中性脂肪値が上昇します。

脂質異常症

血液検査と超音波検査で調べましょう

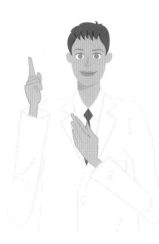

トモヨの血液検査結果

甲状腺機能			
TSH	20.03↑	(0.61〜4.23)	mIU/L
FT₃	1.7↓	(2.3〜4.0)	pg/mL
FT₄	0.4↓	(0.9〜1.7)	ng/dL
甲状腺自己抗体			
TRAb	(−)		
TgAb	(＋)		
TPOAb	(＋)		

血液検査では、甲状腺ホルモン値が低下していて、
甲状腺に対する「橋本病」の自己抗体が出現しています。
本来の抗体は、たとえば風邪のときウイルスを攻撃してくれる味方ですが、
この抗体は自分の甲状腺を攻撃している「自己抗体」です。

超音波検査の結果、甲状腺全体が大きくなっている
「びまん性甲状腺腫」でした

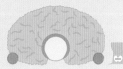

びまん性甲状腺腫
内部エコー低下・不均質

慢性甲状腺炎（橋本病）の診断

(a) 臨床所見	1. びまん性甲状腺腫大 （ただし、バセドウ病など、ほかの原因が認められないもの）

(b) 検査所見	1. 抗甲状腺マイクロゾーム（またはTPO）抗体が陽性 →p9
	2. 抗サイログロブリン抗体が陽性
	3. 細胞診でリンパ球浸潤を認める

（a）と（b）が1つ以上ある ➡ 慢性甲状腺炎（橋本病）

『慢性甲状腺炎（橋本病）の診断ガイドライン』（日本甲状腺学会）より

トモヨさんには（a）と（b）1.と2.が認められるので、橋本病です

橋本病でも7割の人は甲状腺機能が正常で、治療は必要ありませんが、
トモヨさんは甲状腺機能が低下しているので治療が必要です

この治療の目的は、甲状腺ホルモン薬を服用して
甲状腺ホルモン値を正常化することです。
残念ながら、根本的な治療法はなく、甲状腺自己抗体は消えません。 →p30
ですが、甲状腺ホルモン値が正常になれば健常者と同じ状態になり、
脂質異常症は生活習慣病など、ほかの要因がなければ治ります

処方薬はチラーヂンS®でした。

この薬を飲むと心臓がどきどきする人がいるので、少量から始めます。
心臓病はありませんでしたか？

ありませんでした

では、この薬を1カ月間服用して、また来てください

薬を飲み始めて、
1カ月がたちま
した。

甲状腺機能			
TSH	7.25↑	(0.61〜4.23)	mIU/L
FT3	3.2	(2.3〜4.0)	pg/mL
FT4	1.4	(0.9〜1.7)	ng/dL
総コレステロール	180	(130〜219)	mg/dL
LDLコレステロール	95	(40〜119)	mg/dL
HDLコレステロール	42	(40〜110)	mg/dL
中性脂肪	210↑	(30〜149)	mg/dL

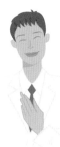

甲状腺ホルモン値（FT3、FT4）は正常になりました。
TSHはまだ高いけれど、正常値に近づいています。
→p14
TSHが正常化するには少し時間がかかります。
→p34
コレステロール値も改善しています。薬を続けてください

薬を飲み始めて、
3カ月がたちま
した。

甲状腺機能			
TSH	3.66	(0.61〜4.23)	mIU/L
FT3	3.5	(2.3〜4.0)	pg/mL
FT4	1.5	(0.9〜1.7)	ng/dL
総コレステロール	179	(130〜219)	mg/dL
LDLコレステロール	92	(40〜119)	mg/dL
HDLコレステロール	45	(40〜110)	mg/dL
中性脂肪	121	(30〜149)	mg/dL

甲状腺機能は正常になり、
脂質異常もなくなりました

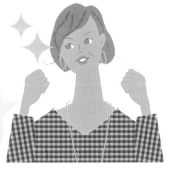

なんだかやる気がわき、
生活にはりが出てきました

腺腫様甲状腺腫

甲状腺に「しこり（結節）」ができることがあります。
しこりで大切なのは、良性なのか悪性なのかという見極めです。

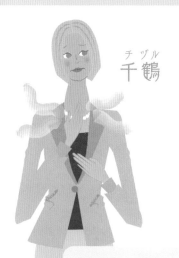

チヅル
千鶴

55歳で会社役員になりました。
ところが直後に健康診断を受けたところ、
触診で甲状腺にしこり（結節）を
指摘されたのです

Dr.甲之介

甲状腺にできた結節を結節性甲状腺腫と呼び、
分類の仕方は2種類あります。
「変性疾患と腫瘍」と「良性と悪性」です。

変性疾患（嚢胞、腺腫様結節、腺腫様甲状腺腫）は
もともとからだに備わっている細胞が形を変えたものなので、良性です。
腫瘍は細胞が独自に増え続け（自律性増殖）たもので、
周囲の組織に浸潤したり他の臓器に転移したり、
またはその可能性があるものが悪性腫瘍で、ないものが良性腫瘍です。
「変性疾患」と「良性の腫瘍である濾胞腺腫」は、手術で切除した
結節を顕微鏡で診る「組織診断」をしないと区別できません。
ただ、変性疾患も濾胞腺腫も良性なので、
一般的には治療目的の手術はせず、
両者を区別せず診療することになります。

ですから「変性疾患か腫瘍か」ではなく
「良性か悪性か」の区別が重要です。
結節性甲状腺腫の多くは健診などの際に
頸部の触診や超音波検査で発見されます。
大多数の結節性甲状腺腫は
変性疾患で良性です。

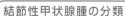

結節性甲状腺腫の分類

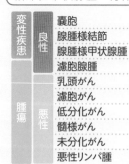

変性疾患	良性	嚢胞
		腺腫様結節
		腺腫様甲状腺腫
		濾胞腺腫
腫瘍	悪性	乳頭がん
		濾胞がん
		低分化がん
		髄様がん
		未分化がん
		悪性リンパ腫

結節性甲状腺腫の分類

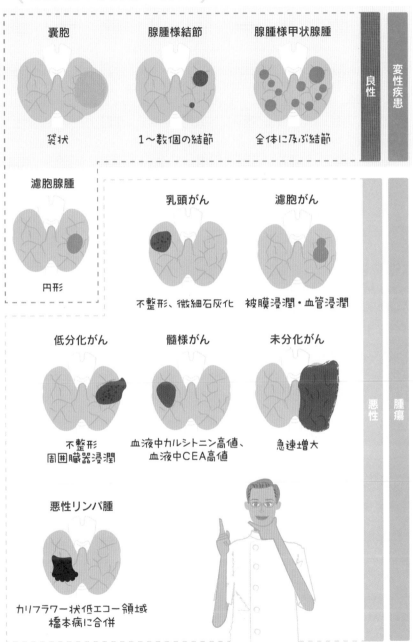

囊胞
袋状

腺腫様結節
1〜数個の結節

腺腫様甲状腺腫
全体に及ぶ結節

良性

変性疾患

濾胞腺腫
円形

乳頭がん
不整形、微細石灰化

濾胞がん
被膜浸潤・血管浸潤

低分化がん
不整形
周囲臓器浸潤

髄様がん
血液中カルシトニン高値、
血液中CEA高値

未分化がん
急速増大

悪性リンパ腫
カリフラワー状低エコー領域
橋本病に合併

悪性

腫瘍

超音波検査で悪性と
思われるところはなく、
血液中甲状腺ホルモン値も正常です。
変性疾患の一つである
「腺腫様甲状腺腫」なので
治療の必要はありません。
定期的な検査を受けてください

チヅルの超音波検査の画像

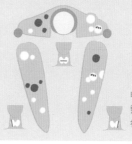

甲状腺両葉全体に、
悪性所見のない
複数の結節がある

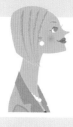

でも、首が腫れているし、
異常なものがここにあると思うと不安です。
手術をして結節をなくしたいのですが……

たしかにチヅルさんの結節は径が1.5cmあり、目立ちます。
けれども手術には、
結節をなくし組織診断ができるというメリットがありますが、
デメリットもあるのです。
まず、手術、麻酔のリスクがあり、傷痕が残ります。
また、手術は甲状腺を切除するのであって
新しい甲状腺と取り換えるわけではないので、
切除する量によっては甲状腺機能低下症に陥り
                    →p61
甲状腺ホルモン薬の内服治療が必要になることがあります

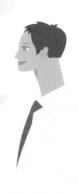

甲状腺専門医

メリット	デメリット
●結節がなくなる ●組織学的診断ができる	●手術・麻酔のリスク ●手術創（傷痕）が残る 　（見た目だけでなく、創による異常な感覚も） ●甲状腺機能低下症になる可能性大

一生薬を飲むことになるのですか？

一部の甲状腺が残っても、甲状腺ホルモンをつくる
力が不足していれば、生涯ずっと薬が必要です

腺腫様甲状腺腫という病気があっても、甲状腺ホルモンをつくるという甲状腺の最大の任務は果たしてくれるので、病変部をもちながらでも現状の甲状腺を大事に使っていくほうがいいと思います

ただし、良性疾患であっても手術する場合があります。

良性と思われる甲状腺結節で手術が適応される場合

❶悪性の疑いがある

❷結節が大きい
（径4〜5cm以上）

❸結節が気管・
血管・神経などを
圧迫している

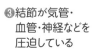

❹甲状腺が大きくなり、
胸のほうまで落ち込む
（縦隔内伸展）

❺血液中の
サイログロブリンが
→p9
1000ng/mL以上

❻結節が
甲状腺ホルモンを
分泌して、甲状腺機能
亢進症になっている
（自律性機能性甲状腺結節）
→p70

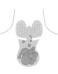

❼不安が強い、
定期的な検査が
できない、美容上の
理由で、手術したほうが
いいと判断された場合

悪性ではなさそうだし、血液検査も特に異常なし。
しこりが大きければ手術も考えるけど、それほど大きくないし、
定期的に診てもらえば不安もなくなるので、手術はやめようかしら

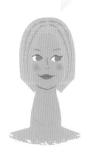

チヅルは自分の腺腫様甲状腺腫を受け入れることにしました。しこりを受け入れると決めたら気が楽になり、顔につける化粧水を首まで伸ばして、しこりが大きくなっていないか確認することが日課となっています。

自律性機能性甲状腺結節

しこり（結節）のなかには、甲状腺ホルモンを過剰につくってしまうタイプも
あります。治療法は、手術をはじめいろいろあります。

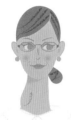

リ エ ナ
里恵菜

今57歳、小学校で教鞭をとっています。
先月、叔母が脳梗塞で入院しました。
私は大丈夫かしら。心配だわ

リエナが職場健診で「頸動脈超音波検査」を
オプションで追加したところ、頸動脈の近く
にある甲状腺に異常が見つかりました。報告
書には「結節性甲状腺腫を認めます。内分泌
の中の甲状腺に対応している医療機関で精密
検査を受けてください」とあります。さっそ
く甲状腺専門クリニックに行きました。

報告書によれば甲状腺に「結節」、つまり、しこりがあります。
この結節の性質を詳しく調べていきましょう

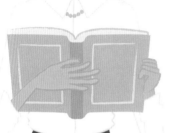

リエナの甲状腺検査の経過

	治療前		治療直後 (p75 A)	6カ月後 (p75 B)	
TSH	0.02↓	放射性ヨード内用療法	0.01↓	4.18	(0.61~4.23) mIU/L
FT₃	5.1↑		6.2↑	2.9	(2.3~4.0) pg/mL
FT₄	1.9↑		2.2↑	1.2	(0.9~1.7) ng/dL
サイログロブリン	167↑		1986↑	20	(~35) ng/mL
TRAb	(−)				
TgAb	(−)				
TPOAb	(−)				
結節推定体積	8.0			2.2	mL

リエナの超音波検査の画像

結節の推定体積8.0mL

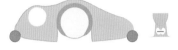

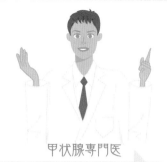

甲状腺専門医

現在、FT₃、FT₄が高く、TSHが抑制されている「甲状腺中毒症」で、
→p50
濾胞細胞でつくられるサイログロブリンの値も高くなっています。
→p9

抗TSH受容体抗体（TRAb）は陰性で「バセドウ病」の可能性は低く、
→p24
「亜急性甲状腺炎」の疼痛もなく、
→p54 とうつう
橋本病の抗体（TgAb、TPOAb）はともに陰性なので
橋本病に合併した「無痛性甲状腺炎」ではないと思います。
→p46

頻度は少ないのですが、結節自体が甲状腺ホルモンをつくっている
自律性機能性甲状腺結節の可能性があるので、もう少し調べましょう。

甲状腺中毒症の原因ですが、
甲状腺がホルモンをつくっている「甲状腺機能亢進症」なのか、
→p50
ホルモンが甲状腺から漏出する「破壊性甲状腺炎」なのかの区別と、
→p50
もしつくっているのなら、甲状腺全体がつくっているのか、
結節という特定の部位がつくっているのかを調べるために
甲状腺シンチグラフィ検査をします。
これは放射性ヨードのカプセルを飲んだあと、
どのくらいそれが甲状腺に集まったかを調べる検査です

Dr.甲之介

からだに取り込まれたヨードは、甲状腺ホルモンの材料なので、
甲状腺に集まります。食べた物に多量のヨードが含まれていると、
検査で用いる放射性ヨードの濃度が薄まり、甲状腺に集まる量が
減ってしまいます。そこで検査前1週間の食事を
「ヨード制限食」とし、体内のヨードを少なくしておきます。

甲状腺機能亢進症はホルモンを多量につくっているため、
多量のヨードが甲状腺に集まります。
検査のために服用した放射性ヨードはからだの外から放射線を測定でき、
甲状腺にヨードが多量に集積しているかどうか、
そして甲状腺内のどこに集積しているかを測ることができます。

バセドウ病は、甲状腺全体でホルモンをつくっているので
甲状腺全体に放射性ヨードが集積されます。
結節がホルモンをつくっている「自律性機能性甲状腺結節」では、
その結節に放射性ヨードが集まります。
破壊性甲状腺炎はホルモンを多くつくってはいないので、
放射性ヨードの集積は低下します。

甲状腺シンチグラフィ検査でわかる病気

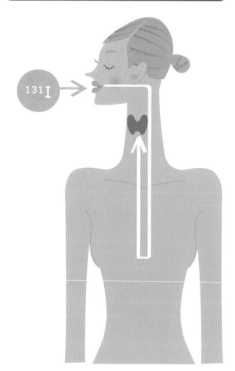

131 I

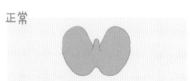

正常

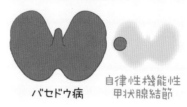

甲状腺機能亢進症

バセドウ病　　自律性機能性
　　　　　　　甲状腺結節

破壊性甲状腺炎

無痛性甲状腺炎
亜急性甲状腺炎

リエナさんは、右葉の結節が甲状腺ホルモンをつくっている
「自律性機能性甲状腺結節」です。

自律性機能性甲状腺結節が悪性腫瘍であることは極めてまれですが、
治療方針を決めるために「細胞診検査」をします

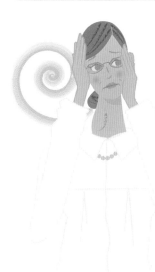

悪性だったら手術ということですね

はい

血液検査、超音波検査の結果は検査を
受けた日にわかりましたが、細胞診検
査は判明までに1週間かかりました。

細胞診検査では、超音波で位置を確認しながら、
注射針のような特殊な針を、皮膚の上から結節に直接刺します。
注射器を引いて陰圧にし、針で細胞を吸引して、顕微鏡で調べます。
針を刺すので採血と同じぐらいの痛みはありますが、麻酔は不要です。
甲状腺自体に針を刺すので、
まれに出血したり甲状腺が腫れたりすることがあります。

一番の目的は良性か悪性かを調べることですが、
ヒトのからだなので、必ずしも両者の区別ができるとは限りません。
また、結節が硬いと針が刺さらず、細胞を採取できないこともあります。

細胞診検査は病変部の一部を採って調べるので、最終診断ではなく、
手術で結節全体を切除して調べた組織診断が確定診断になります。

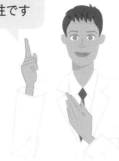

リエナさんの
細胞診検査の
結果は良性です

細胞診検査の画像イメージ
（良性の場合）

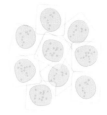

小型の円形で同じ大きさの核が、
等間隔で並んでいる

良性の「自律性機能性甲状腺結節」の治療法

[手術]

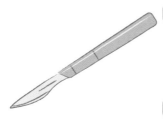

結節を切除します。手術・麻酔のリスクが
あり、入院が必要ですが、病巣を一掃でき
ます。

[放射性ヨード内用療法]

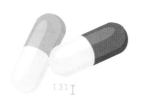

^{131}I

自律性機能性甲状腺結節にヨードが取り込
まれることから、放射線を発するヨード
（^{131}I）で結節の細胞を死滅させます。結節
をなくすという根治性はありませんが、良
性の結節が残ってもホルモンを過剰につく
るという機能をなくします。妊娠中・授乳
中はできず、限られた医療施設でないとで
きません。

[経皮的エタノール注入療法（PEIT）]

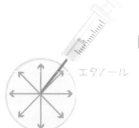

エタノール

皮膚の上から結節に特殊な針を刺して、ア
ルコールの一種であるエタノールを注入し
て細胞を死滅させます。複数回の治療が必
要なことがありますが、入院を要しません。

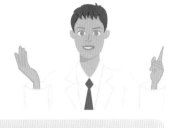

良性の「自律性機能性甲状腺結節」の
治療方法は、この3つです

妊娠を予定していない私には安全にできて、
痛くもないなら、放射性ヨード内用療法を選びます

放射性ヨードの入ったカプセルを飲んで細胞を破壊した治療直後、
甲状腺ホルモン値、サイログロブリン値は高くなります（p70 Ⓐ）

放射性ヨード内用療法を受けてから6カ月がたちました。

治療して半年がたちました（p70 Ⓑ）が、
甲状腺ホルモン値、サイログロブリン値とも正常化、
結節の体積も2.2mLに縮小しました。

結節の推定体積2.2mL

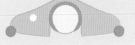

甲状腺シンチグラフィ検査で放射線ヨードは結節だけに集積し、
ほかの正常なところには取り込まれなかったので、
治療することで甲状腺機能低下症になることはありませんでした

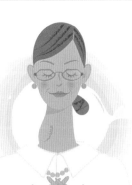

あのとき、症状はなかったけれど、
健診を受けてよかったです

13 腎不全（非甲状腺疾患②）

腎臓の働きが悪いことが原因で、甲状腺ホルモンが減ってしまうことがあります。透析を受けているヌノエもそうでした。

慢性糸球体腎炎を患って
腎不全になり、今63歳ですが
20年近く血液透析を受けています。
週3回の透析は大変だけれど、
定期的に通院していれば、
だるさもなく普通に生活できます

ただ、還暦もすぎて、
透析を受けていることから、
*ロコモになるのではと心配です

ヌノエ
布重

*ロコモ　ロコモティブシンドローム（運動器症候群）。筋肉や骨などの運動器の障害によって、立つ・歩くなど基本的な機能が低下した状態。

筋トレ

ころんで骨折しないように、
タンパク質やアミノ酸のサプリメントをたくさん摂って
筋トレを始めようと思います

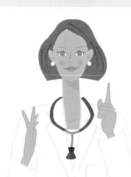

透析医

ヌノエさん、
それはちょっと待ってください

Dr.甲之介

口から摂ったタンパク質は、分解され、
アミノ酸となって腸管から吸収されます。
アミノ酸はエネルギーを発生して無害な尿素になり、
尿素は腎臓で尿となって排泄されます。
ところが、腎不全のせいで尿が出ないと、
尿素が体内に蓄積されてしまいます。

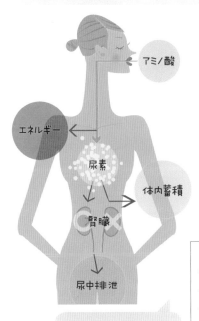

アミノ酸

エネルギー

尿素

体内蓄積

腎臓

尿中排泄

腎不全の人が
筋トレのためにアミノ酸を摂り過ぎると
老廃物がたまってしまうので、
お勧めできません。

甲状腺機能検査をしましょう

甲状腺には異常が
ありませんでした

ヌノエの血液検査結果			
甲状腺機能			
TSH	3.16	(0.61〜4.23)	mIU/L
FT3	1.6↓	(2.3〜4.0)	pg/mL
FT4	1.3	(0.9〜1.7)	ng/dL

腎不全になると、
老廃物がたまらないようにFT3が低下し、
からだ全体の新陳代謝が抑制されます。
「低T3症候群」になっているのです。
→p35
低T3症候群は、甲状腺に異常があるのではなく、
腎不全で尿素などの老廃物がたまらないように
代謝を抑えてくれている代償作用です。

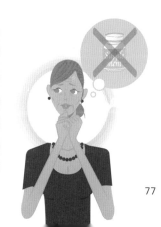

甲状腺乳頭がん

甲状腺にも、がんはできます。そのうちの9割を占める甲状腺乳頭がんに、ルミコはかかってしまいました。

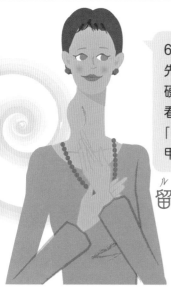

65歳になります。
先日、ふとした拍子に首を触（さわ）って、
硬いしこりに気づきました。
看護師をしている娘に相談すると、
「これはきっと甲状腺にできているのよ」と言って、
甲状腺専門クリニックを調べてくれました

留美子（ルミコ）

たしかに、ルミコさんの甲状腺右葉には、
悪性と考えられるしこりがあります

触診でわかる「甲状腺結節の悪性所見」

❶硬い　❷表面が凹凸している　❸気管に癒着している

癒着の調べ方
(a) 甲状腺は気管にくっついている
(b) 唾液を飲み込んで気管が上にあがると、甲状腺も上に動く
(c) その後、結節は、気管とともに自然に元の位置に戻る
(d) 良性であれば、指で結節を押しとどめておける
(e) 悪性で気管と癒着していると、結節は気管とともに元に戻る

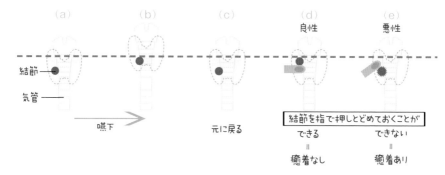

(a)　(b)　(c)　(d) 良性　(e) 悪性

結節
気管

嚥下　元に戻る

結節を指で押しとどめておくことが
できる
＝
癒着なし
できない
＝
癒着あり

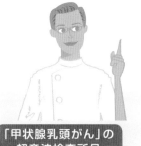

Dr.甲之介

「悪性」とは、つまり甲状腺がんです。
甲状腺がんの90%以上を占める
甲状腺乳頭がんは、
首のしこりを触れること以外に、
症状はほとんどありません。
甲状腺ホルモン値が
異常を示すことも少ないのです。

「甲状腺乳頭がん」の場合、
超音波検査での所見は
特徴的です。

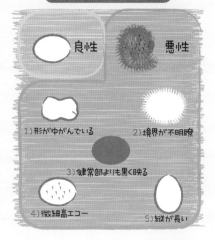

「甲状腺乳頭がん」の
超音波検査所見

良性　　悪性

1) 形がゆがんでいる　　2) 境界が不明瞭

3) 健常部よりも黒く映る

4) 微細高エコー　　5) 縦が長い

ルミコの超音波検査の画像

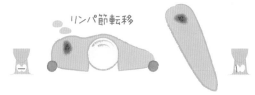

リンパ節転移

甲状腺専門医

超音波検査をしたところ、
甲状腺右葉に1) 〜5) の所見に当てはまる結節と
大きくなった（腫大）リンパ節があります。
「甲状腺乳頭がん」の可能性が高いので、
「細胞診検査」をしましょう

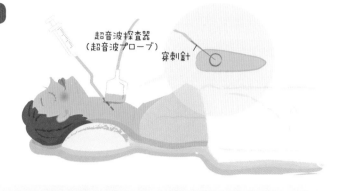

細胞診検査でわかる甲状腺乳頭がんは、細胞核の中に特徴があります。
細胞核はやや大きく、大小が不同で、
間隔は一定でなく、一部重なっています。

甲状腺乳頭がんの細胞の特徴

❶核溝
　核の中に溝ができ、コーヒー豆のように見える
❷核内細胞質封入体
　核の中に、水滴があるように見える
❸すりガラス状
　良性のはっきりした点（クロマチン）はなく、
　曇りガラス越しのように、
　核の内部構造がはっきり見えない

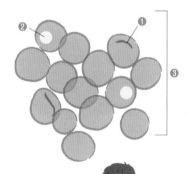

ルミコさんの細胞診検査の結果では、
悪性の甲状腺乳頭がんが最も考えられます

がん……なんですね

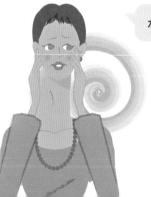

甲状腺乳頭がんという診断であっても、
大きさ・悪性度はさまざまで、
手術前のリスクに応じて治療方針を決めます

（ 甲状腺乳頭がんのリスク分類 ）

超低リスクの甲状腺乳頭がん　下記のすべてが当てはまる

- 腫瘍径が1cm以下
- リンパ節転移がない
- 遠隔転移がない

低リスクの甲状腺乳頭がん　下記のすべてが当てはまる

- 腫瘍径が1cm超、2cm以下
- リンパ節転移がない
- 遠隔転移がない

中リスクの甲状腺乳頭がん

　超低リスク、低リスク、高リスクのいずれにも該当しない

高リスクの甲状腺乳頭がん　下記のどれか一つでも該当する

- 腫瘍径が4cm超
- 甲状腺、転移リンパ節外に高度浸潤している
  （浸潤が胸骨甲状筋、甲状腺周囲脂肪組織以外の気管、
  反回神経、頸動脈・静脈、食道粘膜などに及ぶ）
- 高度リンパ節転移がある（転移リンパ節が3cm以上）
- 遠隔転移がある

	超低リスク	低リスク	中リスク	高リスク
腫瘍径	≦1cm	1cm< ≦2cm	超低リスク、低リスク、高リスクに分類されない場合	4cm< 甲状腺・リンパ節外に気管・反回神経などへの高度浸潤 3cm≦
リンパ節転移	（−）	（−）		
遠隔転移	（−）	（−）		（＋）
	すべてが該当する場合			どれか一つでも該当する場合

ルミコは、最も頻度が高い「低リスクの甲状腺乳頭がん」でした。

そして、甲状腺右葉乳頭がんの手術を受けることになりました。

「超低リスク」の甲状腺乳頭がんの場合

　　ただちに手術をするのではなく、「*十分な説明」を受けたうえで経過
観察という選択肢もあります。ただし、次の場合には手術が適応とされ
ることもあります。

- 腫瘍径が3mm以上増大
- 明らかなリンパ節転移が出現
- 明らかな遠隔転移が出現
- 明らかな甲状腺外浸潤が出現
- 腫瘍が気管、食道、反回神経に近接
- 組織分類で予後が悪いと思われる特殊型

＊十分な説明
- 年1～2回の定期的検査を受け、腫瘍径の増大やリンパ節転移などが出現したら、手術しなければならないことがある。
- きわめて低い確率ながら、遠隔転移の出現や、未分化がんに転化するなどのリスクがある。

低リスクの甲状腺右葉乳頭がんの標準的な術式は、
「右葉切除（峡部を含む）　＋　中央区域リンパ節郭清術」です。

「中央区域リンパ節郭清術」とは、
リンパ節（Ⅰ～Ⅳ）を脂肪組織と一塊に切除することです。

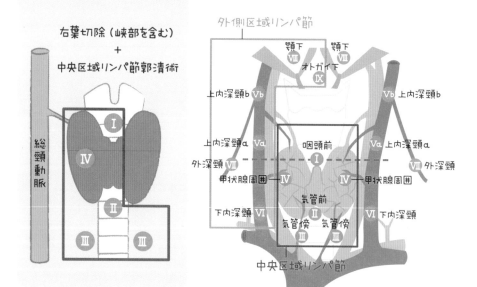

高リスクの甲状腺乳頭がんの手術についても説明しておきます。

「高リスクの甲状腺乳頭がん」の標準的な術式は、
「甲状腺全摘 ＋ 中央区域・外側区域リンパ節郭清術」です。

「外側区域リンパ節郭清術」とは、
リンパ節（Ⅴ〜Ⅶ）を脂肪組織と一塊に切除することです。

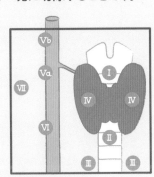

甲状腺全摘
＋
中央区域・右外側区域
リンパ節郭清術

「高リスク」の場合に甲状腺を全部摘出する理由

❶将来再発する可能性のある甲状腺組織をなくしておきます。

❷頸部に局所再発したときや、遠隔転移したときの細胞も、もともとの甲状腺の性質を受け継ぐので、ほとんどの病巣はヨードを取り込みます。しかし、その取り込み量は少ないため、正常な甲状腺が残っているとヨードが正常な甲状腺組織に取り込まれてしまい、再発・転移巣に取り込まれなくなります。そこで、放射性ヨードを用いた検査・治療に備え、前もって正常な甲状腺をすべて摘出しておき、放射性ヨードががん巣に集まるようにしておきます。

　ところが、手術をして甲状腺を肉眼的に全摘しても、目に見えない少量の甲状腺細胞は残存しています。そこで、手術後に少量の放射性ヨードを服用して、もともと甲状腺があった場所（甲状腺床）に残っているわずかな甲状腺細胞を「アブレーション（焼灼）」してなくしておき、検査・治療の準備をしておきます。

しかし、アブレーションのために放射性ヨードを服用するなら、ア
ブレーションをかねて、（現段階で見えないが）もしかしたらあるか
もしれない局所再発・転移巣に対して、中等量の放射性ヨード内用療
法の「アジュバント療法（補助的治療）」をおこないます。
　　　　　　　　　　　　　　　→p74

　実際に、局所再発・転移巣が発見されたら、多量の放射性ヨードに
よる内用療法をおこないます。

```
┌──────────────────────────────┐
│  放射性ヨードアブレーション    ●── 検査・治療の準備
│  放射性ヨードアジュバント療法 ●── 補助的治療
└──────────────────────────────┘
              ⬇
   放射性ヨードシンチグラフィ  ●── 検査
              ⬇ 再発・転移があれば
     放射性ヨード内用療法  ●── がん治療
```

❸「サイログロブリン」は、甲状腺の腫瘍マーカーです。しかし、一般
　→p9
的ながんで上昇する腫瘍マーカーとは異なり、正常な甲状腺細胞でも
つくられるので、良性疾患でも上昇します。したがって、血中サイロ
グロブリン値が高いから悪性である、とはすぐにはいえません。

　サイログロブリンは甲状腺細胞だけでつくられているので、甲状腺
組織がない、すなわち、甲状腺全摘術＋アブレーション後は、血液中
サイログロブリン値は０です。つまり、血液中サイログロブリン値が
上昇すると、甲状腺細胞が再び現れたことになり、再発・転移が起き
ていることがわかります。

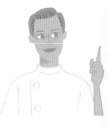

中リスクの甲状腺乳頭がんの場合には、
低リスクと高リスクの治療方針のメリット・デメリットを考慮し、
個々の病態に合った治療方針を決めます。

TSH抑制療法を追加することがあります。

(TSH抑制療法)

　TSHは甲状腺を刺激するので、同じ甲状腺細胞から発生した甲状腺乳
→p14
頭がん細胞をも刺激して、成長を促します。そこで、甲状腺ホルモン薬
（チラーヂンS®）を多めに服用し、甲状腺ホルモン値を正常範囲内でも
高めにして、「視床下部―下垂体―甲状腺軸ネガティブフィードバック
機構」によってTSHを抑制する治療が「TSH抑制療法」です。
→p14

　甲状腺乳頭がんの再発・転移が起きないように、あるいは、たとえ発
見されなくても起きていた場合に増悪（ぞうあく）することを防ぐためにおこないま
す。

　けれどもTSH抑制療法をおこなうと、甲状腺ホルモンがわずかながら
高い状態が長期間続くので、虚血性心疾患、骨粗鬆症（こつそしょうしょう）などの副作用を
ともなうことがあります。そこで、メリットがデメリットを上回ると判
断された場合におこないます。

ルミコさんのような
低リスク甲状腺乳頭がんの「5年生存率」は99％以上です。

手術して5年がたちますが、何か変わったことはありますか？

いいえ、ありません。
首の手術創がある以外は、
何も問題なく生活しています

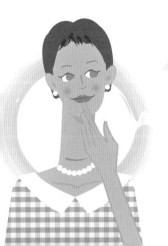

再発・転移の徴候は診られません。
甲状腺の左葉が残っているので
甲状腺ホルモン値も正常範囲です。
安心してこれからも楽しい人生をおくってください

老年期（非甲状腺疾患③）

健康的な生涯をおくってきた人でも、人生の終末を迎えるときには
甲状腺の働きも減っていきます。

90歳を迎えたイツキは、ひ孫の
顔を見ることができ、幸せな生
涯だと思っています。

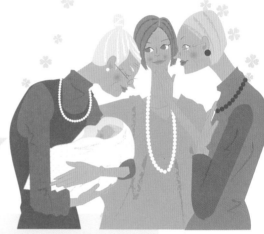

願っているのは、
今まで健康に生きてきたように
これからも病気にかかることなく、
天寿をまっとうすることです

Dr.甲之介

生あるもの、必ず死があります。
「盛者必衰の理」を知る者にとって、
眠るようにして迎える「老衰死」は理想的な最期です。

老年期になるとからだが衰えるため、
臓器が若い頃と同じように働いていたら疲弊してしまいます。
そこで新陳代謝を抑えて、からだをいたわるように、
→p10
甲状腺ホルモンが減っていきます。
これも非甲状腺疾患（低T$_3$・T$_4$症候群）です
→p35

イツキの血液検査結果			
甲状腺機能			
TSH	1.24	(0.61〜4.23)	mIU/L
FT$_3$	1.3↓	(2.3〜4.0)	pg/mL
FT$_4$	0.7↓	(0.9〜1.7)	ng/dL

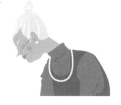

食事がとれないし、起き上がるのもたいへん。
心臓もそんなに働かなくていいのよ

老衰死とは、臓器不全が起きて、木が枯れるように訪れる死です。
脳の機能が低下し、死に対する恐怖がなくなるどころか、
神経伝達物質であるモルヒネのような
「エンドルフィン」が脳内で分泌されて、
多幸感すらあるのではないかといわれています。
甲状腺ホルモン作用が少なくなり、新陳代謝が低下することで、
からだの臓器が役割を終えて、安らかな老衰死を迎えることができます。

イツキの甲状腺機能は徐々に低下し、ロウソクの火が燃え
尽きて消えるように、99歳で人生の幕を閉じました。

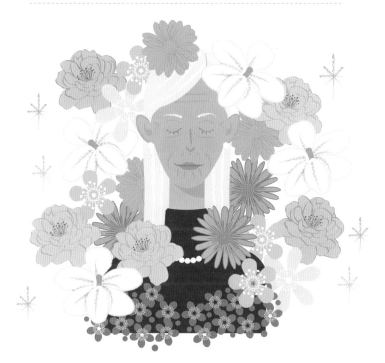

オンナたちの座談会

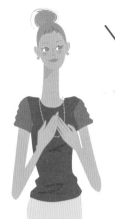

この本には、甲状腺で医療機関にかかった
私の友人・知人にもたくさんご登場いただきました。
みなさんが思ったこと、感じたことなどを、
私たち患者目線でお聞かせください

イツキ　　　　●●●

甲状腺ホルモンと体重って、密接に関係があるんですね。
ハルカさんはダイエットをして、大変だったんですって?

はい。からだにいいと思っていたのに、
甲状腺ホルモン値が下がってしまったんです。
ダイエットも正しいやり方をしないといけないと、
つくづく思いました

ハルカ
(ダイエットによる
甲状腺ホルモン異常)

でも、病気とまでは言えなかったのね。
ロマンさんは病気で体重が減ったんでしょ?

そうなんです。私の場合は、バセドウ病で
甲状腺ホルモン値が高くなったことで、
痩せてしまったの。痩せることには憧れてたけど、
病気で痩せるのは怖いものですね

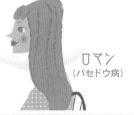

ロマン
(バセドウ病)

ヘキノさんの亜急性甲状腺炎や
私のような無痛性甲状腺炎も
甲状腺ホルモン値が高くなるけど、
一時的なので、あまり体重は減らなかったわ。
私はうつみたいになったのがつらかったかな

ホナミ
(無痛性甲状腺炎)

私は反対に、橋本病で太っていたの。
ダイエットしたけど効果がなくて、不安でした。
でも甲状腺ホルモンが正常になったら、
体重も戻りました。うれしかったわ

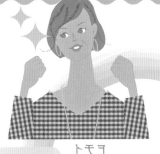

トモヨ
（橋本病）

体重の増減と甲状腺ホルモンが
関係があるなんて、誰も知りませんでしたよね

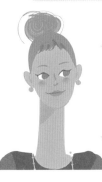

・・・

甲状腺はホルモン値の異常だけでなく、
しこりという「形」となって異常が現れることもあるのですね。
ルミコさん、手術をするときどんな気持ちでしたか？

甲状腺がんと聞いて驚いたし、手術となると不安だったわ。
でも手術前に合併症などの説明をしっかり聞いていたので、
冷静に受けることができたの

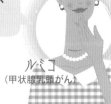

私の腺腫様甲状腺腫も、
しこりが大きければ手術していたかも……。
ルミコさん、傷口は痛くなかったのですか？

ルミコ
（甲状腺乳頭がん）

チヅル
（腺腫様甲状腺腫）

何日間か引っ張られる感じがしたけれど、
思ったほど痛くはなかったわ

リエナさんもしこりがあったんでしょう？

リエナ
（自律性機能性甲状腺結節）

ええ。でも私のはホルモンをたくさんつくっている
自律性機能性甲状腺結節で、手術ではなく
放射線で治療したので、まったく痛みはありませんでした

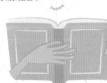

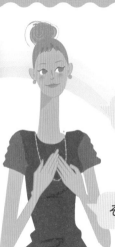

● ● ●

甲状腺の異常は、妊娠にも大きく関わっています

イツキさんはうまく妊娠できたのね

そうなんです。薬を飲みながら妊娠・出産しました

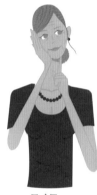

ヌノエ
（腎不全）

妊娠中も薬を飲んでいて、大丈夫だったのですか?

その薬は自分でつくっている甲状腺ホルモンと同じもので、
お腹の中の赤ちゃんにも必要なものなんだと
教えてもらいました。だから不安はなかったんです

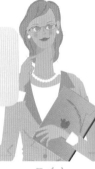

私も妊娠するときは甲状腺の検査を受けようかしら

それがいいわ

ニイナ
（甲状腺嚢胞）

● ● ●

ヘキノさんの亜急性甲状腺炎って、
ものすごく痛かったのでしょう?

それは、もう。触っただけで激痛が走ったわ。
でも、ステロイドホルモン薬を飲んで2日目には、
嘘のように痛みは消えました

それはすごいですね

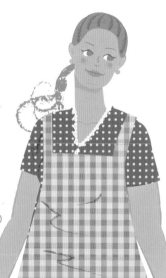

ヘキノ
（亜急性甲状腺炎）

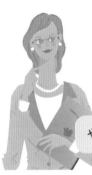

私の嚢胞も痛かったのですが、
針を刺して中の液体を抜いてもらったら、
すぐに痛くなくなりました

やはり早く治療するに越したことはないのですね

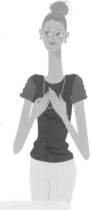

・・・

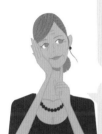

不思議ですね。ヌノエさんやハルカさんは
甲状腺に異常がなくても、
甲状腺ホルモン値が下がったのですよね

そうなの。私の腎不全や
ハルカさんの栄養失調のような状態になっても、
からだを守ってくれるように甲状腺が働いているんですって

甲状腺なんて、病気になって初めて目を向けがちだけど、
健康なときも日頃から働いてくれているのですね。
ありがたいわ

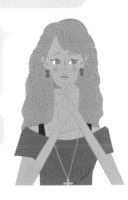

私の妊娠にも甲状腺は一役買ってくれましたから

・・・

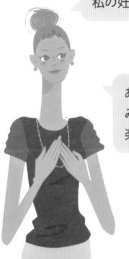

ありがとうございました。
みなさん、これからも甲状腺を大切に使いながら、
楽しい生活をおくっていきましょう

略号

CRP	C-Reactive Protein	C-反応性タンパク
hCG	Human Chorionic Gonadotropin	ヒト絨毛性ゴナドトロピン
PEIT	Percutaneous Ethanol Injection Therapy	経皮的エタノール注入療法
TPO	Thyroid Peroxidase	甲状腺ペルオキシダーゼ
TRH	Thyrotropin Releasing Hormone	甲状腺刺激ホルモン放出ホルモン
TRAb	Thyroid stimulating hormone Receptor Antibody	抗TSH受容体抗体
TSH	Thyroid Stimulating Hormone	甲状腺刺激ホルモン
Tg	Thyroglobulin	サイログロブリン
T₃	Triiodothyronine	トリヨードサイロニン
T₄	Thyroxine	サイロキシン

索引

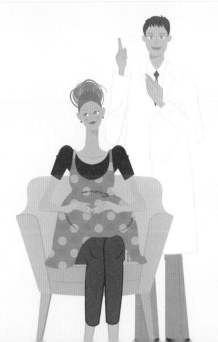

『オンナたちの甲状腺』について

Dr.甲之介

　この『オンナたちの甲状腺』は、イラストで甲状腺を解説する本です。

　甲状腺と聞くと、少しとっつきにくいイメージがあるかもしれません。甲状腺の「甲」の字は甲冑の鎧を意味しているので、堅苦しい印象もあるでしょう。

　そこで、気軽に手にとって読めるような本をつくって、甲状腺を身近に感じてほしいと願い、この本を著しました。イラストによる説明を多用し、前作の絵本風書籍『ボクは甲状腺』に引き続き "目で見てわかる甲状腺書籍の三部作" の第2作として書いたものです。

　健康な女性であるイツキの一生に甲状腺がどのようにかかわっているのか、知人・友人のエピソードを通して甲状腺の病気とはどのようなものか、私、Dr.甲之介がわかりやすく解説しています。甲状腺疾患の治療をしている方、病気ではないかと心配している方、あるいは甲状腺に興味をお持ちの方などに、すらすらと読める内容です。

甲状腺診療は、遺伝子診断、分子標的薬などの新薬、良性と悪性の境界型の腫瘍という新しい分類など、日進月歩しています。けれども、甲状腺疾患の予防、副作用の少ない安全な薬、治療困難な悪性度の高い腫瘍など、これからの医学の進歩を待たなければならない課題もあります。現状においては、何が判明して何がわかっていないのかを理解して、今できる最善の医療が受けられる社会であることが望まれます。

　この本が、読者のみなさまの甲状腺の理解に、そして、健康な日々のために、お役に立つことができればうれしい限りです。

　私たちの生活・健康と直接関係する甲状腺に、ぜひ正面から向かい合ってみてください。

　最後に、わかりやすく魅力的なイラストを描いてくれた内藤しなこ氏、ジャンルの難しい本のレイアウトを工夫してくれたごぼうデザイン事務所さん、編集をしてくれた飯田みか氏、版元として支えてくれた現代書林の浅尾浩人氏に感謝いたします。

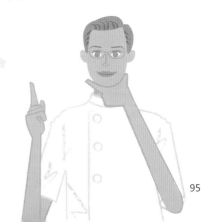

オンナたちの甲状腺

2021年7月28日　初版第1刷
2021年8月2日　第2刷

著者　　　　山内泰介
発行者　　　松島一樹
発行所　　　現代書林
　　　　　　〒162-0053　東京都新宿区原町3-61 桂ビル
　　　　　　TEL／代表 03(3205)8384
　　　　　　振替00140-7-42905
　　　　　　http://www.gendaishorin.co.jp/

印刷・製本　（株）シナノパブリッシングプレス

デザイン　　大悟法淳一、大山真葵、秋本奈美（ごぼうデザイン事務所）
イラスト　　内藤しなこ
編集　　　　飯田みか

ISBN978-4-7745-1909-8 C0047